1次1分鐘！ 體疑難雜症的

速效 耳穴按壓術

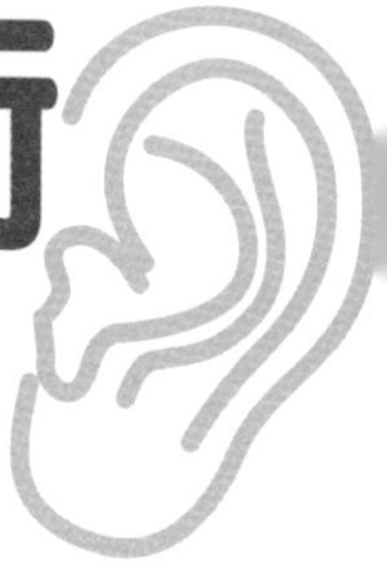

亞洲手部治療協會代表、針灸師
松岡佳余子

楓葉社

耳朵上的穴道及反射區

圖解更好懂！

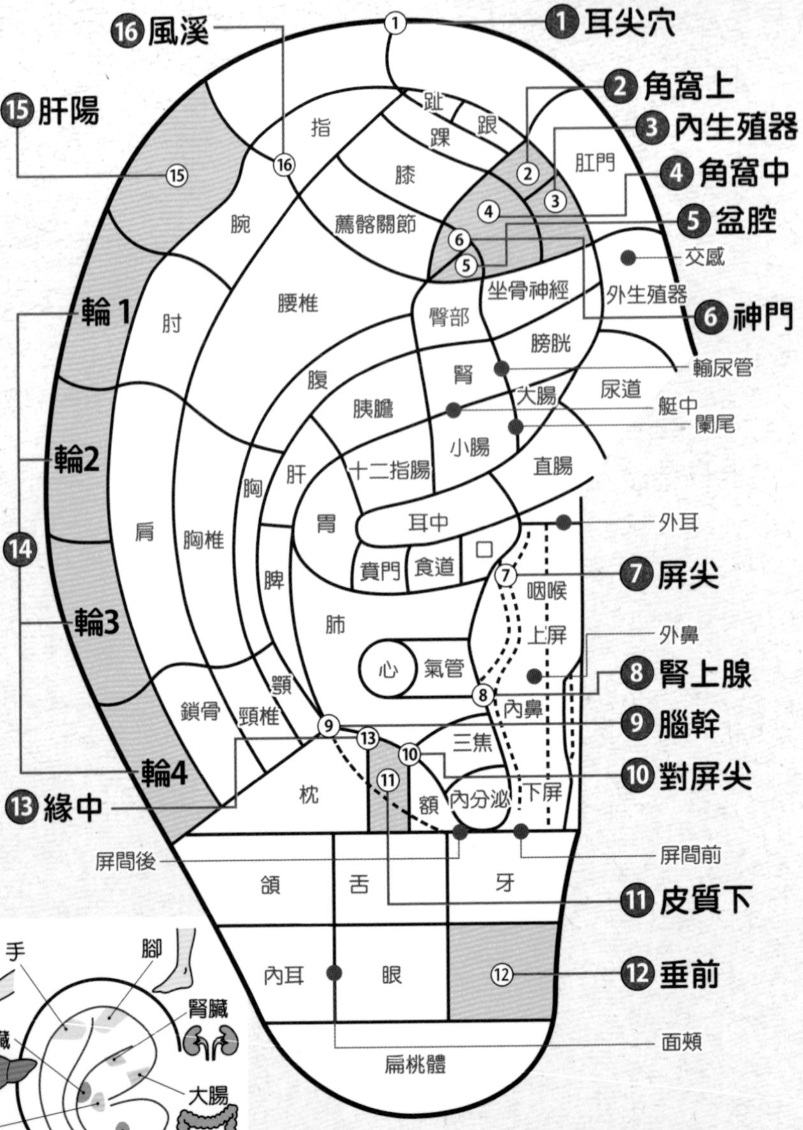

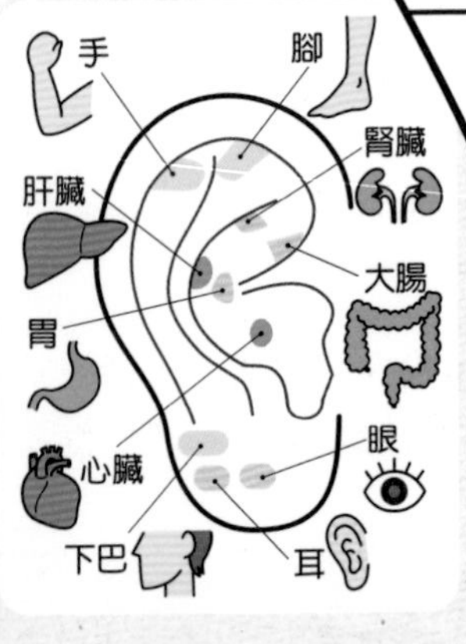

耳朵上匯聚了與全身相關的穴道！

耳朵的下半部聚集了與頭、臉相關的穴道；上半部則聚集了與下半身相關的穴道及反射區。

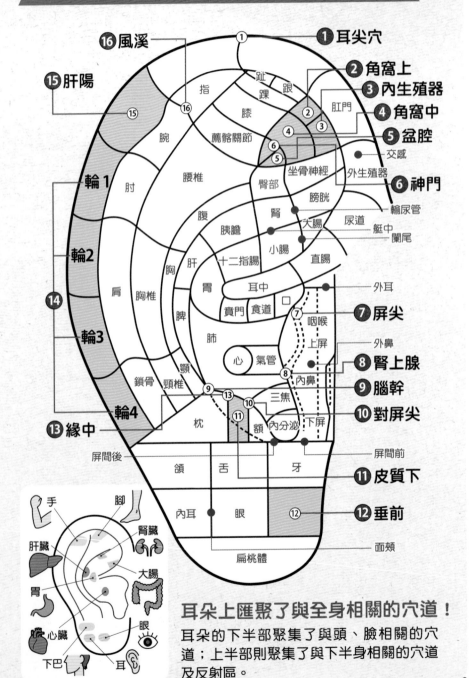

對應症狀

❶耳尖穴	臉、頭部的發炎症狀、針眼、急性結膜炎、咽喉炎、扁桃腺炎、顏面神經痛、神經衰弱、高血壓造成的暈眩和頭痛、頑固性失眠
❷角窩上	高血壓、頭痛
❸內生殖器	子宮功能
❹角窩中	抗過敏、氣喘
❺盆腔	性功能、生殖器疾病、下腹部痛、便祕
❻神門	失眠、精神疾病、降壓、抗過敏
❼屏尖	發高燒、微燒、發炎、牙痛
❽腎上腺	過敏性疾病、風濕相關疾病、清熱、腮腺炎、氣喘、咳嗽、過敏性休克
❾腦幹	鎮靜安定的重要穴道。後腦勺疼痛、梅尼爾氏症、精神官能症、腦部疾病後遺症、假性近視、異位性皮膚炎
❿對屏尖	咳嗽、氣喘、腮腺炎、神經性皮膚炎
⓫皮質下	神經疲勞、失眠、記憶障礙、自律神經失調、噁心、嘔吐、便祕、腹瀉、打嗝
⓬垂前	神經衰弱區
⓭緣中	全部腦部疾病、內分泌疾病、婦科疾病、抗過敏、抗休克、肥胖、勃起障礙、梅尼爾氏症
⓮輪1、輪2、輪3、輪4	發炎、扁桃腺炎、咽喉炎、結膜炎、高血壓
⓯肝陽	頭痛、急性與慢性肝炎、高血壓、暈眩、眼疾、發燒
⓰風溪	各種過敏性疾病。急性與慢性尋麻疹、濕疹、氣喘、異位性皮膚炎、神經性皮膚炎、過敏性鼻炎、高血壓

耳朵周邊的淋巴結

淋巴結也集中於耳朵周邊！

淋巴結負責檢查是否有病毒入侵，並啟動免疫功能。主要遍佈於耳朵與頸部表層。

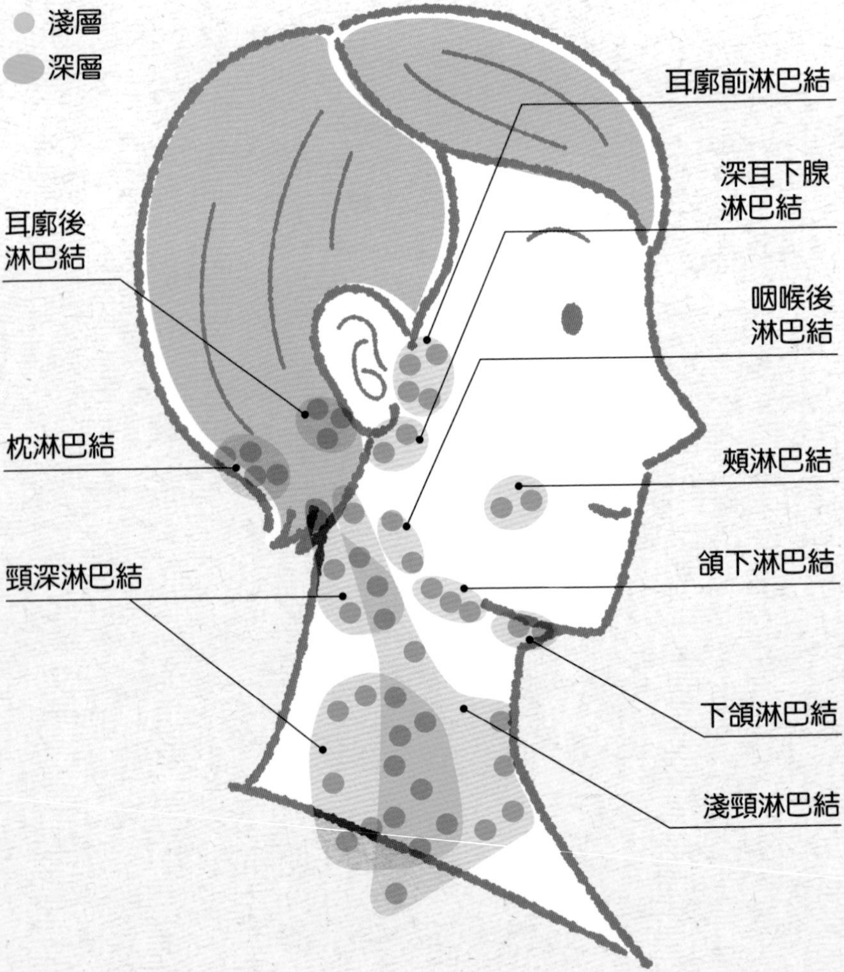

耳朵周邊的血管

與大腦相連的血管會經過耳朵前方

將血液送至大腦的內頸動脈，以及將血液送至臉部的顏面動脈等血管，都會經過耳朵的周邊。

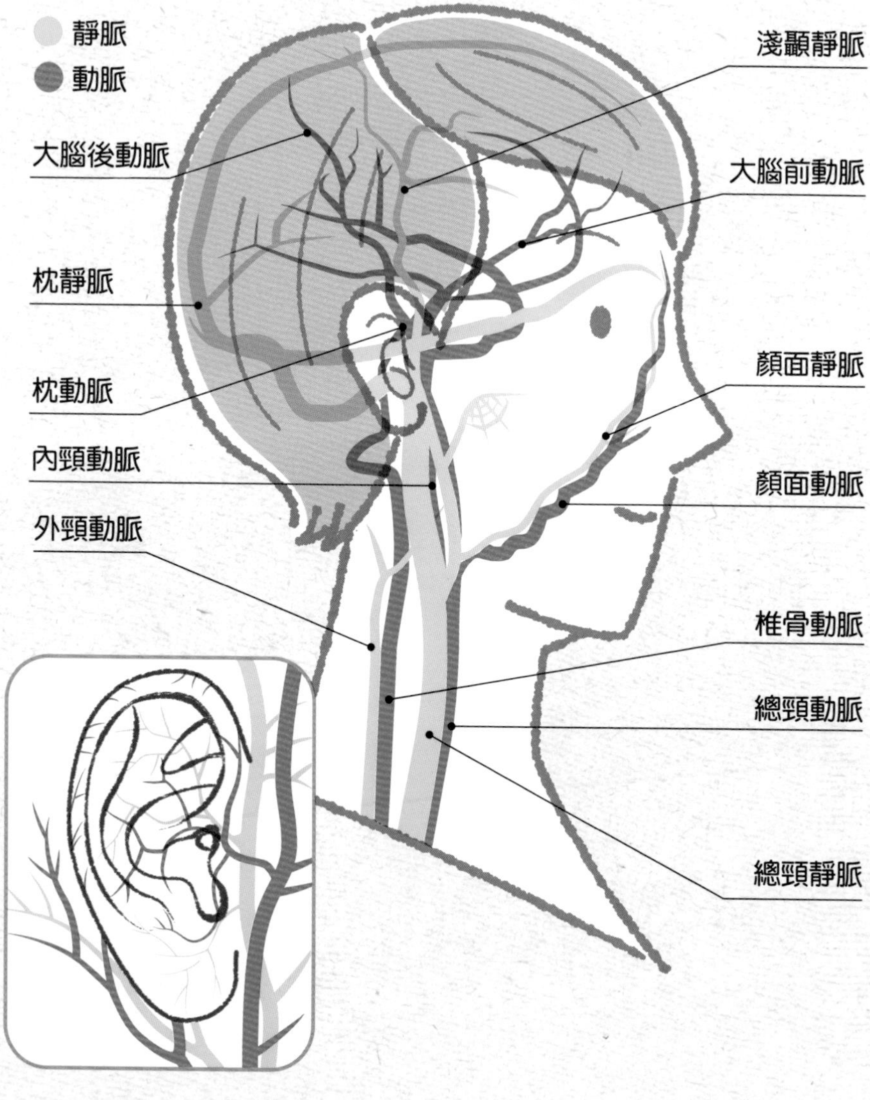

耳朵周邊的肌肉

匯聚負責活動頭部、頸部、肩膀的肌肉

耳朵位於臉的側面，周邊除了做表情的肌肉之外，也聚集了活動頸部、肩膀、頭部的重要肌肉。

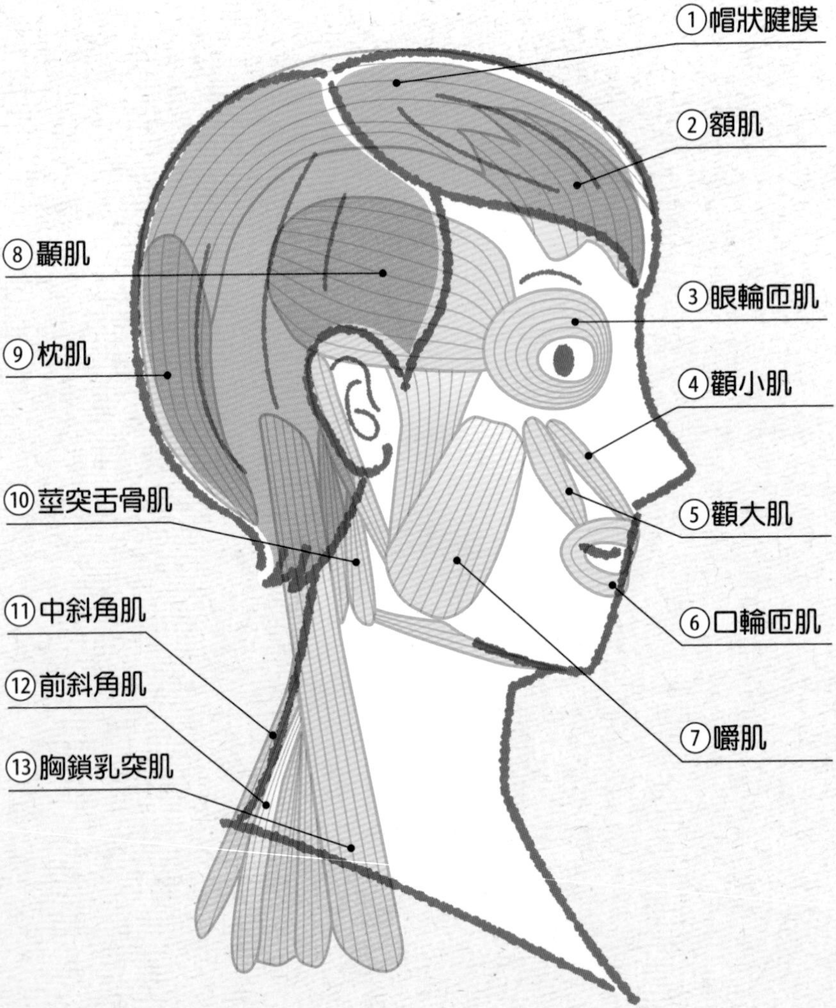

耳朵周邊的肌肉 解說

①帽狀腱膜	如帽子一般，覆蓋在頭頂上的一層薄膜。 與額肌、枕肌、顳頂肌相連。
②額肌	額頭的肌肉。 能夠挑眉，或是在額頭上擠出橫向皺紋。
③眼輪匝肌	眼睛周邊的肌肉。 牽涉眨眼、閉眼等動作。
④顴小肌	鼻子兩側至鼻樑的肌肉。 主要是負責提起上唇的動作。
⑤顴大肌	斜經過臉頰，負責嘴角向上及外側牽引的肌肉。 與笑肌一同負責笑容的動作。
⑥口輪匝肌	嘴巴周圍的肌肉。 牽涉嘴唇與合嘴的動作。
⑦嚼肌	四塊咀嚼肌中的其中一塊。 在做咀嚼食物、對話等活動下巴的動作時，會使用到此肌肉。
⑧顳肌	位於顳的大片肌肉。 咀嚼肌之一，在咬緊牙齒、吃東西時會收縮。
⑨枕肌	位於後腦勺表層的薄肌肉。 會將帽狀腱膜向後方牽拉。
⑩莖突舌骨肌	頸部肌肉，屬於舌骨上肌之一。 與舌骨向後的動作有關。
⑪中斜角肌	與呼吸相關的肌肉。具有上提肋骨的作用。 展開胸廓、吸氣時會使用到。
⑫前斜角肌	和中斜角肌一同上提肋骨，與吸氣動作相關。 將頸部向前或向兩旁彎時也會使用到。
⑬胸鎖乳突肌	頸部側邊斜向經過的肌肉。 與頸部左右轉、聳肩等動作相關。 亦具有穩定頭部的作用。

前言

在東洋醫學針灸的世界中，**耳穴治療一直是廣為人知。**雖然早在一九五〇年代，法國醫師保羅 諾吉爾就已在世界發揚耳廓療法（耳穴療法），但由於耳朵位於頭部兩側，人們難以親眼確認正確的穴道位置，因此並未成為普及的自我保健方式。而這點至今仍未改變，雖然耳穴療法知名度頗高，卻未能成為引領風潮的保健方式。

但撇除無法親眼看到耳朵的缺點外，**耳朵其實具有相當優異的地理優勢。**以獨立器官來說，**耳朵不僅離大腦最近**，周邊還有許多血管，能提供血液給大腦，以及具有「視覺」、「聽覺」、「味覺」、「嗅覺」的眼、耳、口、鼻等重要器官。只要善用耳朵的地理優勢，積極刺激、活動，便能**為耳朵周邊重要的血管、神經、肌肉、淋巴結帶來龐大的影響。**

耳朵是一個很小的器官，大小不超過手掌心，任誰都能輕易操作。即便只是隨手按壓，也不會帶來太大的風險。為了活用這地利之便，我希望大家除了耳朵上的穴道之外，也能**更積極地觸碰、刺激耳朵**。因而構思出了本書中的**耳朵按摩操**。

為了讓我們常常忽略的**耳朵能發揮作用，成為守護健康的重要夥伴**，請嘗試看看書中的方法吧。若能藉此改善讀者身心上的不適，或是維持健康的身體，那就再好不過了。

亞洲手部治療協會代表、針灸師　松岡佳余子

本書的特點

本書教你如何透過按壓、擴張、按摩，以及用橡皮筋纏繞等簡單的動作與刺激來放鬆耳朵，並介紹改善身心不適的方法。

Point 1

只要想到，無論何時何地都能做

只需觸碰耳朵便能操作。除了橡皮筋之外無需任何道具，想到就能做。

Point 2

任誰都能輕鬆操作！可選擇最簡單的方法

本書將介紹5種簡單的方法，只需花30秒至1分鐘。其中還包含耳垂較小或指甲較長的人也能做的方法。

Point 3

介紹經實證對症狀有效的技巧

本書針對常見的煩惱，介紹有效的改善方法。並且針對各式各樣的不適原因，將介紹數種經多人實證能有效減緩症狀的放鬆技巧。

用簡單易懂的方式說明**應按摩耳朵的哪個部位**。例如在擴張耳道時，**應向幾點鐘的方向拉**；在按摩耳軟骨時，**應按壓哪個區塊**；在耳朵上套橡皮筋時，**應將橡皮筋套在哪個區塊**等等。

清楚好懂

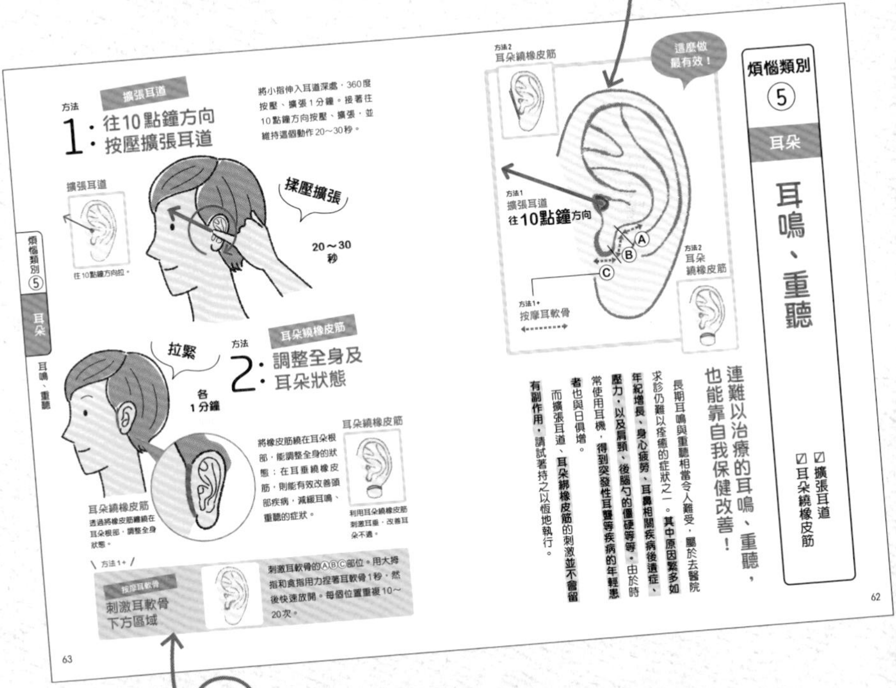

能嘗試各種方法

在介紹的5種方法中，**嚴選最有效的2種**，以簡明易懂的方式說明該如何實際操作。而對於原因較複雜的不適，將額外多介紹1種方法。因此能根據不同症狀，**嘗試各種不同的改善方式**。

CONTENTS

第2章 耳穴按壓術實踐篇 27

CONTENTS

第3章 對症下藥！最佳耳穴按壓術

CONTENTS

第1章

為什麼放鬆耳朵能治百病？

為什麼只需要用自己的雙手，就能輕鬆操作的「放鬆耳朵」自我保健法，能改善各式各樣的不適症狀呢？想必有許多人雖然深感興趣，卻仍覺得不可思議吧。首先，就讓我來說明「放鬆耳朵」有效的原因吧。

放鬆耳朵治百病的原因①

打開平衡身體的開關

除了聽聲音之外，耳朵還負責維持身體平衡

在告訴你**「放鬆耳朵」**為何能治百病之前，讓我們先思考一下**耳朵的職責**吧。耳朵負責掌管五感之中的**「聽覺」，**也就是用來**聆聽聲音的器官。**一旦耳朵出現問題，將難以聽見聲

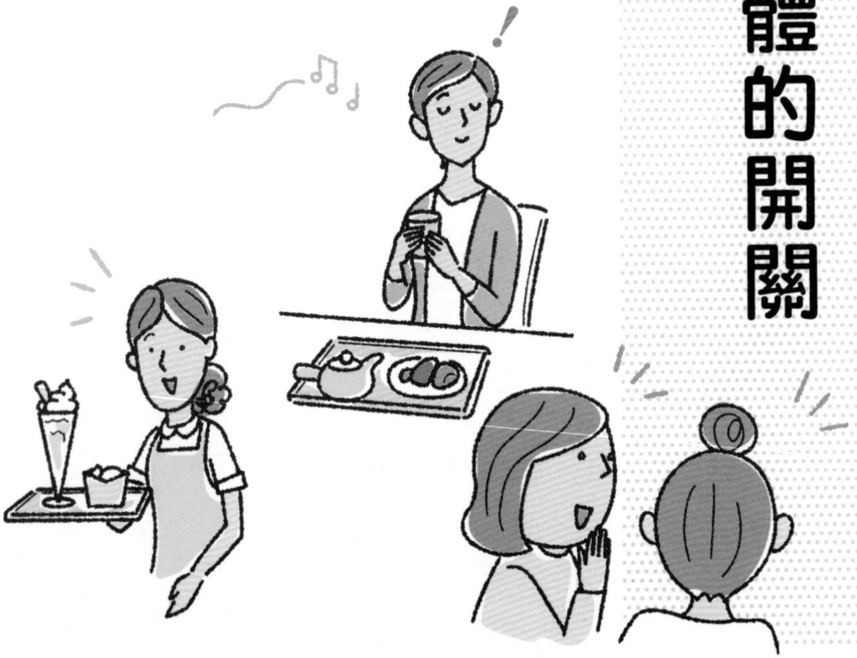

音，或是發生耳鳴等，**讓生活開始出現問題。**

正因如此，我們必須更加重視耳朵。不過，「放鬆耳朵」其實並非只為了預防和改善耳朵不適。

在東洋醫學中，**耳朵上佈滿了非常多的「穴道」。**因此，**刺激耳朵具有改善身體不適的功效。**但想必仍會有許多人對這點感到半信半疑吧。

其實耳朵還有一個非常重要的職責，那就是**「維持身體平衡」。**人之所以能在活動身體時保持平衡，都必須歸功於耳朵。

我們的左右耳中（內耳）有著三半規管和耳石器官，裡頭充滿了淋巴液。當身體傾斜時，淋巴液會跟著流動。而大腦會透過流動的方式，感知到身體傾斜。接著便會將訊息傳遞到眼球、脊髓，隨後是頸部和四肢的肌肉，進而影響頭部和手腳的運動，藉此維持姿勢。反之，**只要耳朵受到刺激，**就會波及到內耳，改變淋巴液的狀態，進而使**身體啟動維持平衡的系統。**也就是說，**「耳朵按摩」**其實是**讓身體維持平衡的開關。**

放鬆耳朵治百病的原因②

耳朵上遍佈許多穴道

耳朵上的穴道和臟器由經絡所連接

東洋醫學中，具有**「經絡」**和**「穴位」**的概念。**經絡就是「氣（生命能量）」**和**「血（血液）」**等流通的管道，並且連接著體內的各個器官。

而經絡上的重點位置，**遍佈在身體表面的就是「穴位」，**也就是所謂的**「穴道」。**只要按壓**刺激與臟器相連經絡上的穴道**，就能讓氣血順暢、**器官活絡，**進而改善身體的不適。

人體上約莫有360個穴道。雖然耳朵是個很小的器官，卻遍佈許多穴道。只要**放鬆小小的耳朵，便能刺激到各種的穴道。**中國更是從很久

耳朵的穴道與反射區

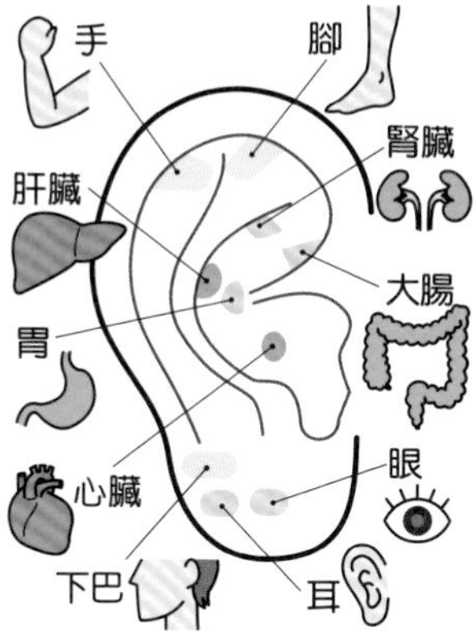

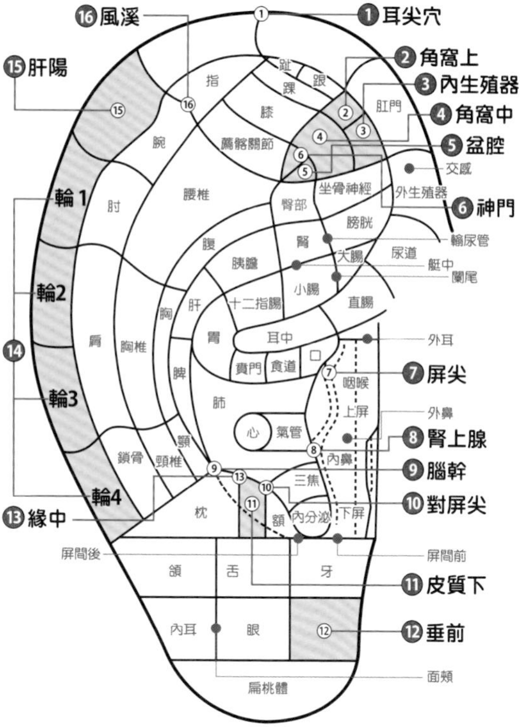

以前就開始盛行耳針等針灸治療了。

除了東洋醫學外，一九五七年法國人保羅諾吉爾則是從解剖學的角度，發表了《耳朵與人體關係》的論文，將耳朵與疾病的關係體系化。他在著書中清楚說明**刺激耳朵的哪個部分，對改善哪種疾病有效果。**

當我們聽到「放鬆耳朵後，膝蓋的疼痛消失了」，也許會認為「耳朵跟膝蓋離那麼遠，怎麼會有關聯？」但其實只要從**耳朵與膝蓋之間亦有經絡相連**的角度來看，便能理解這話十分合理。

放鬆耳朵治百病的原因③

能刺激周邊動脈、靜脈和淋巴

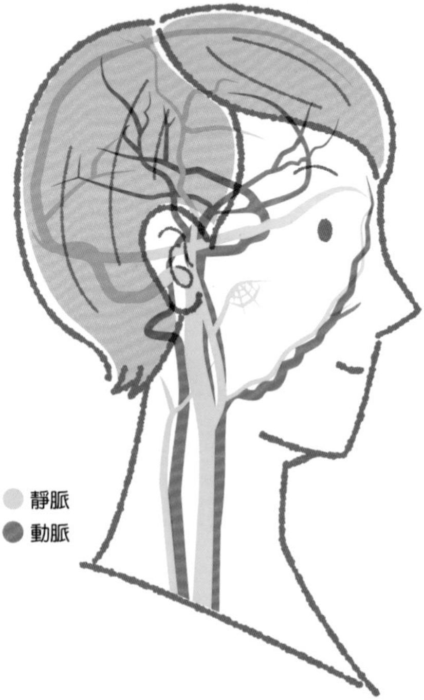

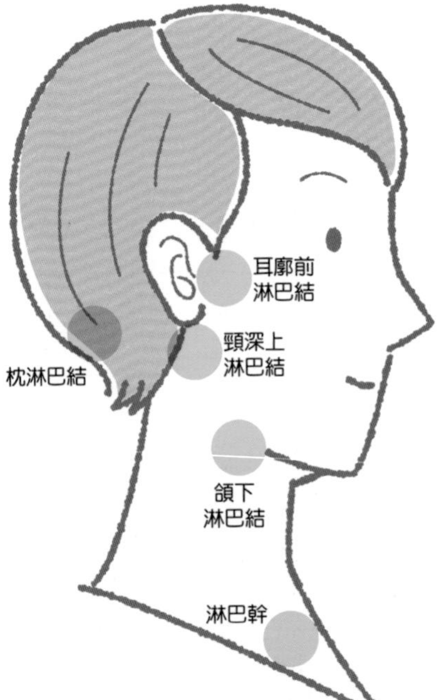

耳穴按壓術帶來的按摩效果

人之所以能控制身體活動，是因為大腦的作用。當**大腦無法接收到營養、氧氣與血液時，將無法發揮正常功能。**因此頭部聚集了密密麻麻如血管、淋巴結、神經等複雜通道，替大腦運輸所需物質與清除廢物。

雖然這仍是一個假設，**但按摩刺激耳朵，將可能活化耳朵周邊密佈的血管、淋巴結、神經及肌肉的功能，引發良性變化。**現代人因**壓力及運動不足等原因，**使得身體容易僵硬，導致**血液及淋巴的循環也跟著變差。**若未提供大腦充足的氧氣與血液，就難以保持頭腦清晰。**耳朵擁有離大腦很近的地理優勢，**再加上**周邊有許多重要的動脈、靜脈和淋巴結，**因此，放鬆耳朵可說是相當有效的方法。

放鬆耳朵治百病的原因④

能調節自律神經

刺激迷走神經，切換為放鬆模式

許多人在「放鬆耳朵」後表示：「放鬆耳朵竟對求醫仍無法治好的症狀有效果，讓我非常驚訝」。我認為原因出自於**通過耳朵的「迷走神經」**。

迷走神經其實就是所謂的**副交感神經**。人們在活動時，交感神經會處於優位；休息、**放鬆時，則是換副交感神經處於優位**。而這兩個神經可以合稱為**「自律神經」**。但在這個充滿壓力的社會，我們常處於緊張的情況下，因此容易使**交感神經時常處於優位**。當交感神經時常處於優位，將容易使腎上腺素過度分泌、壓力物質增加、血管收縮劇烈導致血壓上升、肌肉緊繃導致身體容易僵硬、心跳加速等，**使引發疾病的因素增加。**

「掏耳朵」和「溫暖耳朵」之所以能帶來放鬆的效果，就是因為這些動作能刺激耳朵的迷走神經。同理，只要**透過放鬆耳朵刺激迷走神經，就能抑制交感神經活躍，讓副交感神經處於優位。**當自律神經達到平衡，人類與生俱來的自癒能力便會開始發揮作用，讓身體狀態越來越好。

自律神經失去平衡時，將出現噁心、多汗、全身倦怠、頭痛、肩膀僵硬、手腳麻痺、心悸、心律不整、暈眩、失眠等**各種不適的症狀。**但上述症狀都屬於難以在醫院獲得治療的症狀。因此我認為**習慣放鬆耳朵，讓自律神經恢復平衡，**才是最快的解決之道。

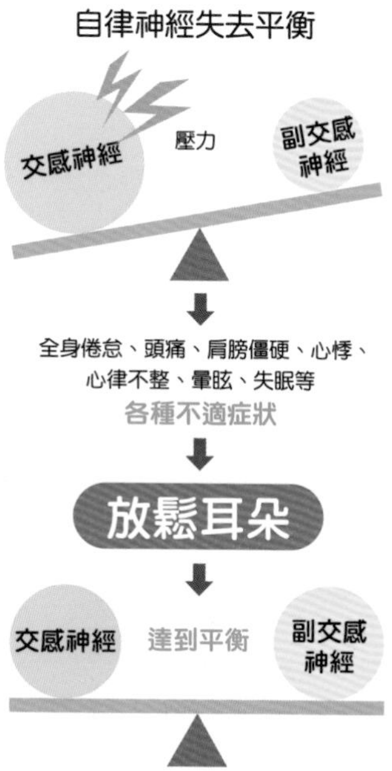

專欄

你的耳朵是硬？還是軟？

其實只要觸碰耳朵，就能知道身體哪裡不適。嚴重的頸部僵硬會使耳朵周邊血液循環惡化，耳朵的血液循環也會連帶變差，使耳朵緊縮變硬。當大腦發生問題時，大腦的血液循環也會變差，因此當大腦萎縮，耳朵也會跟著萎縮。

現在愈來愈多年輕人發生突發性耳聾的症狀，進而出現耳朵聽不太到的後遺症，導致那隻耳朵變得越來越硬。其中又屬軟骨的硬化特別明顯。因此，只要確認雙耳的硬度，便能得知是左邊還是右邊出現了問題。

第２章所介紹的方法「擴張耳道」也是同理。由於身體不適的人耳道會變小，導致剛開始難以將手指放入耳道。之所以會如此，是因為耳朵周邊淋巴液滯留，使耳道變腫。當擴張之後，耳道便會變大。而同理的，當我們「按摩耳軟骨」後，軟骨也會跟著軟化。這也是血液和淋巴液開始順暢流動的證據，因此我們應持續放鬆耳朵。

第2章

耳穴按壓術 實踐篇

本書所介紹的5種基本耳朵放鬆方法，將會於第2章之中詳細說明做法。另外還會介紹讓頭腦清醒的「頭部按摩」以及冬天很實用的「耳朵暖暖包」番外篇。

開始放鬆耳朵前

放鬆耳朵是一種任誰都能輕鬆辦到的自我保健方式，實施前需要做的準備也相當簡單，隨時能輕鬆開始！

事前準備「剪好指甲」

耳朵的皮膚非常薄，也很容易受傷。在指甲過長的狀態下，直接觸碰耳道和穴道，可能會讓薄薄的皮膚受傷流血。**耳朵皮膚較乾燥的人更應特別留意。**因此在開始按壓前，應該**先剪指甲。**甚至可先用銼刀**將指甲前端磨得更平滑。**

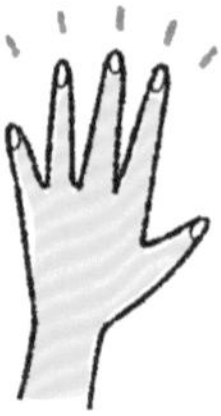

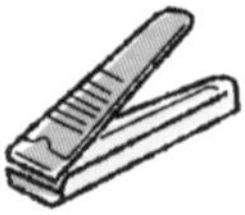

準備 乳液或精油

耳穴按壓術不需要**道具或什麼困難的技巧。**但為了避免傷及耳朵的皮膚，**應先在指尖塗抹乳液或精油。**特別是在P34中所介紹的方法①**「擴張耳道」**，以及P38的方法③**「環繞按壓耳**

中凹槽」。由於必須直接**將手指放入耳道及耳中凹槽處**，因此應加強潤滑，**事先塗抹乳液或精油**，避免傷到皮膚。

利用市售的橡皮筋2條

實在不方便剪指甲的人，可以採用P40的方法④**「耳朵繞橡皮筋」**。此方法只需**在耳朵套上市售的橡皮筋**，相當簡單。且只需要使用一般的市售橡皮筋，不用特別準備。市售的橡皮筋有各式各樣的大小，挑選標示NO.16的**一般大小**即可。若一開始就用小的橡皮筋繞耳朵，可能會使耳朵瘀血，因此應先從較大的橡皮筋開始嘗試較為妥當。**請準備2條大小相同的橡皮筋，並將其重疊使用**。有些橡皮筋的材質並非橡膠，而是塑膠材質。由於伸縮力較弱，請避免使用。**若是想同時在左右耳纏繞橡皮筋的話**，則請**準備四條橡皮筋**。

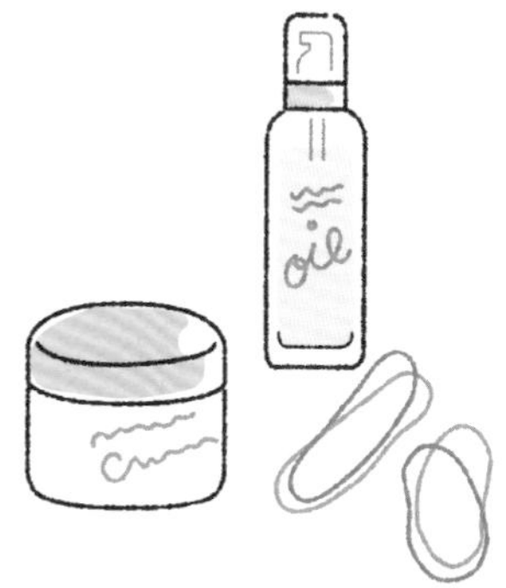

有效的耳朵放鬆方式

既然要放鬆耳朵，就希望能得到效果。因此本書將在此特別傳授一些訣竅及方法。

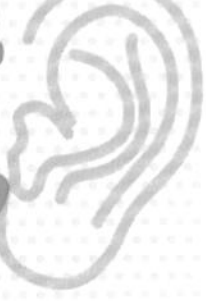

作法 1 除了就寢前，隨時都可做

雖說是隨時都能做耳穴按壓術。但由於就寢前做容易讓頭部的血液循環過度順暢，進而導致難以入睡。因此請儘量避免就寢前做。

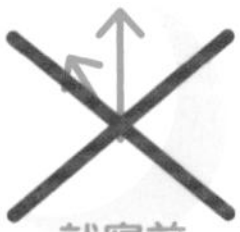

作法 2 1天做2次

耳朵部分的皮膚較薄，較為脆弱容易受傷，因此1天最多做2次即可。

每天持續做較容易出現效果，因此請務必持之以恆。若為了儘早得到效果而1天做太多次，或時間過長，則容易傷到耳朵的皮膚。

作法 3 在手部溫熱的狀態下操作

當冰冷的手觸碰到耳朵時，會因寒冷的刺激而使耳朵瞬間變硬，導致耳穴按壓術的刺激效果減半。手部冰冷的人，在操作前請先搓熱雙手吧。特別是在冬天時，可以用熱水溫暖雙手，再用溫熱的手覆蓋耳朵，先溫暖耳朵再開始。

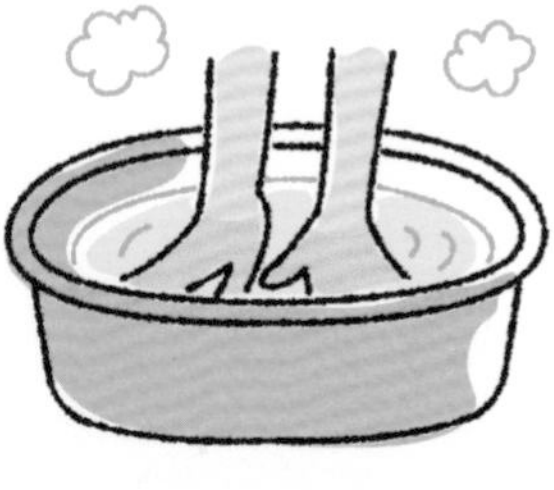

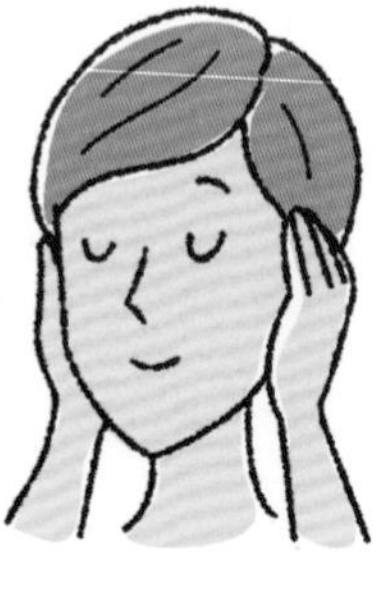

作法 4 開始前先自我確認！

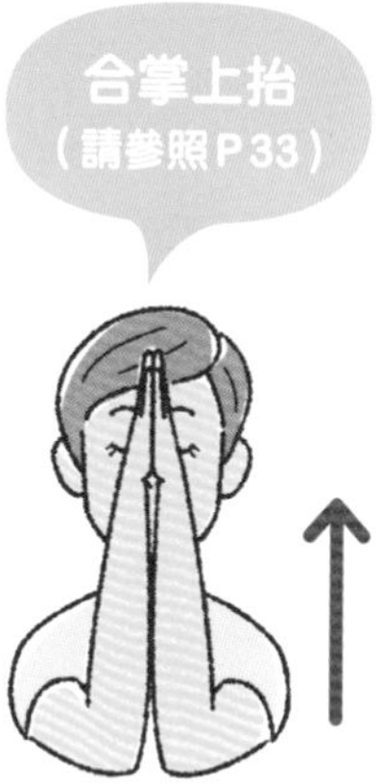
合掌上抬
（請參照P33）

當器官有不適狀況時，就難以感受到放鬆耳朵的效果。當我們感受不到「改善」的效果，就難以持續下去。因此在開始放鬆耳朵前，請先試著自我檢查吧。只要在放鬆完耳朵後，再自我確認一次，便能看出效果，也較容易持之以恆。

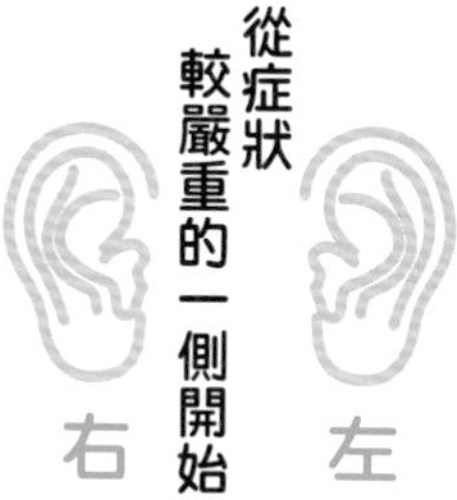
從症狀較嚴重的一側開始
右
左

作法 5 從不適感較重那側開始按起

假設左邊膝蓋會感到疼痛，就請先從左耳開始操作。如此便能更加感受到放鬆耳朵的效果。

作法 6 試著改變方法

在第3章中，將針對不適症狀，介紹2種以上最合適的耳朵放鬆方法。
當然，你可以只嘗試簡單的方法。但當持續採用相同的方式，將會出現慣性，使效果不如最初的好。若能循環操作不同方式，比如「雖然方法1比較簡單，但偶爾也試試方法2吧」，或是「多嘗試方法1＋吧」，將更容易感受到效果，也較能夠長久維持下去。

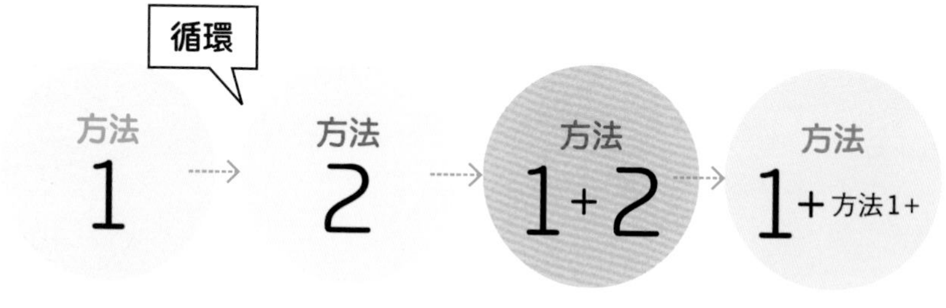

自我確認 放鬆前後的效果差異

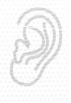

耳穴按壓術是透過**每天持續操作，獲得效果**的自我保健方式。**而持續下去的關鍵，就在於身體是否能確實感受變化。**例如在放鬆耳朵前，先試著左右扭轉脖子，確認脖子能轉到什麼角度。放鬆完後，再試著轉一次，將會發現扭轉時變得更輕鬆了。接下來介紹幾個**自我確認的例子。**請選擇較好操作的方式，以及不適的部位。並在**放鬆前後確認、比較看看吧。**

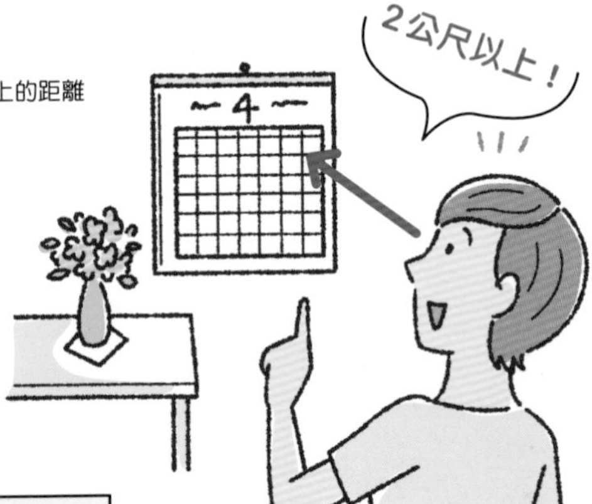

在2公尺以上的距離觀看月曆。

自我確認 1

看月曆

在距離2公尺以上的位置觀看月曆或海報，並且記住能夠讀到多大的字。放鬆耳朵後，再從相同位置看，將發現字變得更清晰了。

自我確認2 用耳朵相關APP確認聽力狀況

我們很難實際感受到聽力狀況有所改善。因此可以試著用智慧型手機下載免費的聽力檢查及耳朵年齡測試APP。利用這類APP，感受聽力的變化。

自我確認3 合掌上抬

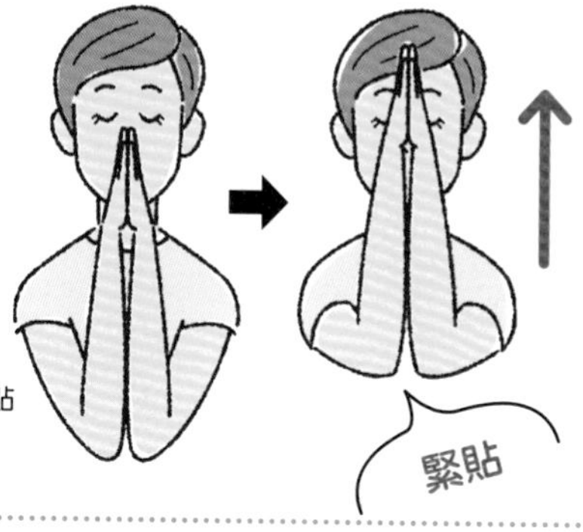

左右手臂和手肘緊貼不分離。

將雙手手肘與手掌在胸前緊貼，然後將緊貼的手直接抬高至鼻子的位置。若上半身柔軟度不足，雙手手肘就會分開。

自我確認4 雙手扭轉

適合肩膀及手臂肌肉僵硬的人。反手握住雙手，並向前伸直，便可知道柔軟度是否足夠。

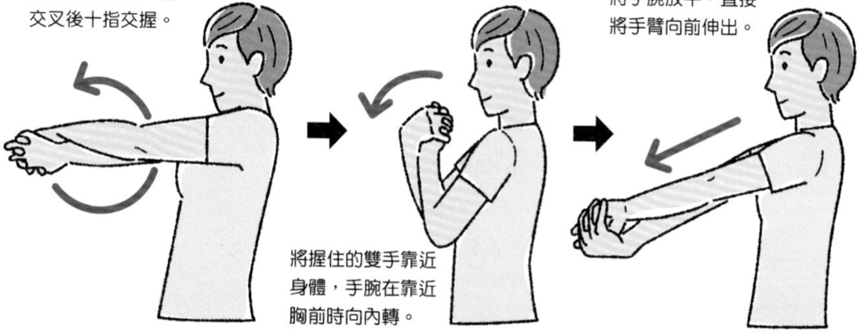

雙手向前伸直，並交叉後十指交握。

將握住的雙手靠近身體，手腕在靠近胸前時向內轉。

將手腕放平，直接將手臂向前伸出。

自我確認5 前屈

將身體向前彎。當原本無法碰到地板的手能碰到地板，便能知道身體的柔軟度有改變。

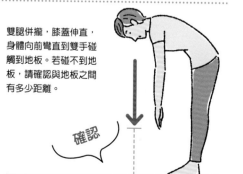

雙腿併攏，膝蓋伸直，身體向前彎直到雙手碰觸到地板。若碰不到地板，請確認與地板之間有多少距離。

方法 1

擴張耳道

\\ 按壓並擴張耳道 //

這種方法是將手指放入耳道中，**直接刺激**因血液、淋巴液滯留而**腫脹的耳朵內壁**。請先試著以360度按摩耳道，並**針對感到疼痛的部位按壓擴張**。若有不適或任何症狀，可參考左頁的改善說明圖，並加深該部位的刺激。

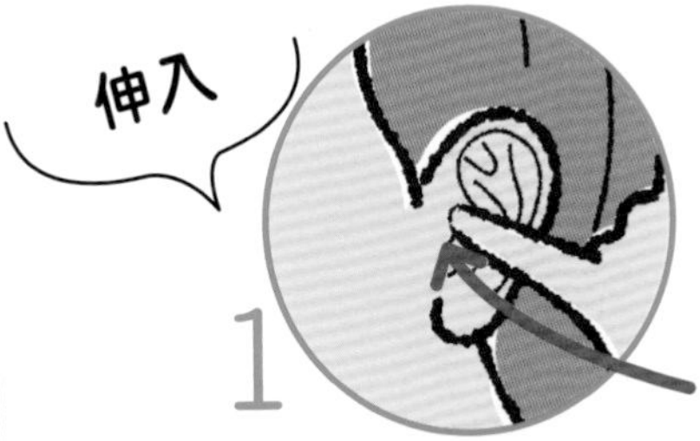

將小指伸入耳道深處。

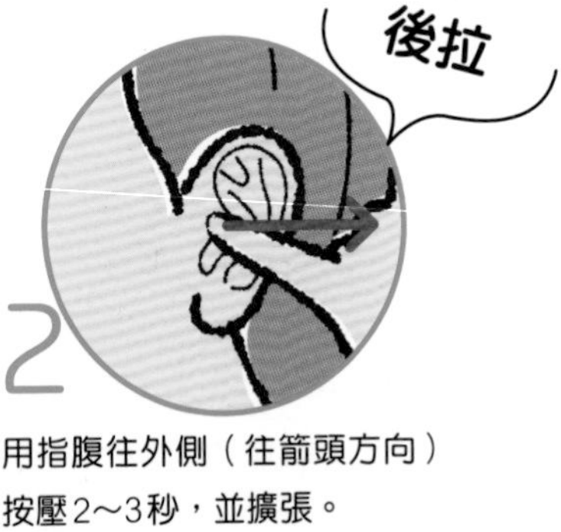

用指腹往外側（往箭頭方向）按壓2～3秒，並擴張。

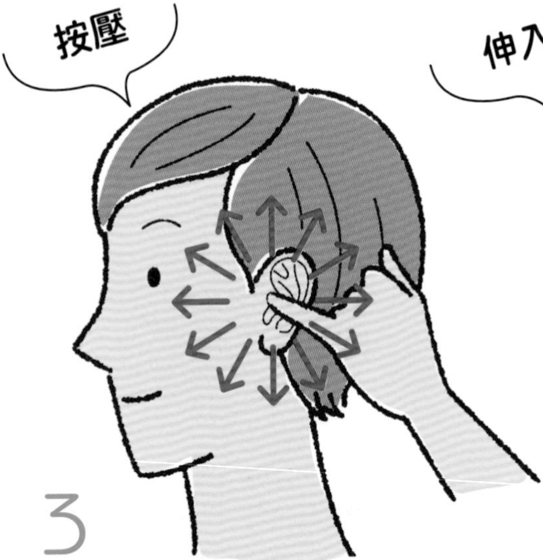

移動小指，360度按壓並擴張整個耳道。並且請將時間控制在1分鐘內，以免對皮膚造成負擔。在按壓時若有發現特別疼痛的地方，請務必留意。

※操作前請在指尖上塗乳液或抹精油。

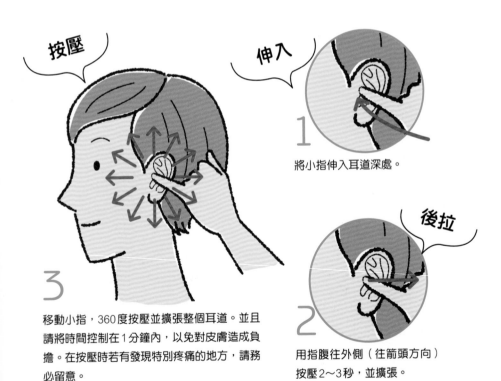

擴張方向（左耳）

燥熱 / 皮膚炎 /
眼疾、失眠、
精力衰退、高血壓 /
傳染病、提升免疫力

便秘 / 腹瀉 / 腹痛、
大腸炎 / 消化不良、
口內炎 / 脹氣

腳、關節痛 /
腰痛、腰酸 /
尿蛋白、年齡增長

中耳炎 / 外耳炎 /
耳悶感、耳鳴 / 重聽 /
暈眩 / 臉部拉提

胃痛 / 想吐、噁心 /
食慾不振、腹瀉 /
高血糖

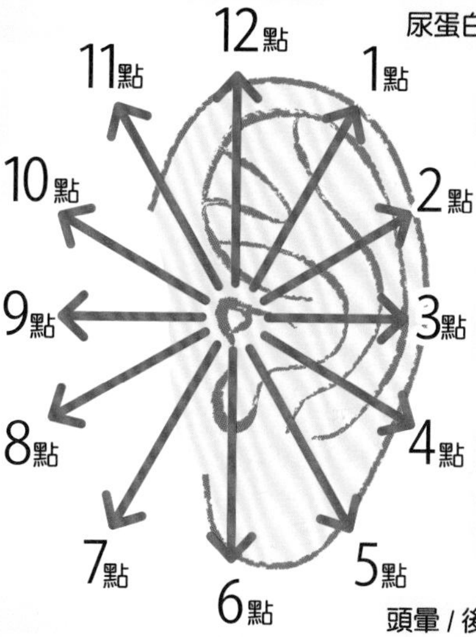

臉部拉提、小臉 /
美顏 / 牙痛、斜視

過食 / 宿醉、醒酒 /
腹痛、噁心 /
胃食道逆流

喉嚨痛 / 扁桃腺炎、
咽喉炎、輔助戒菸

頸部、肩膀僵硬 /
感冒、咳嗽 / 氣喘 /
鼻血、背痛 / 落枕

鼻炎 /
鼻塞、額頭痛、
偏頭痛 / 低血壓

頭痛 / 腦鳴、
記憶力衰退、
眼睛疲勞 / 失眠、
神經衰弱

頭暈 / 後腦勺痛、更年期、
心悸 / 喘 / 心律不整、
腦部疾病後遺症

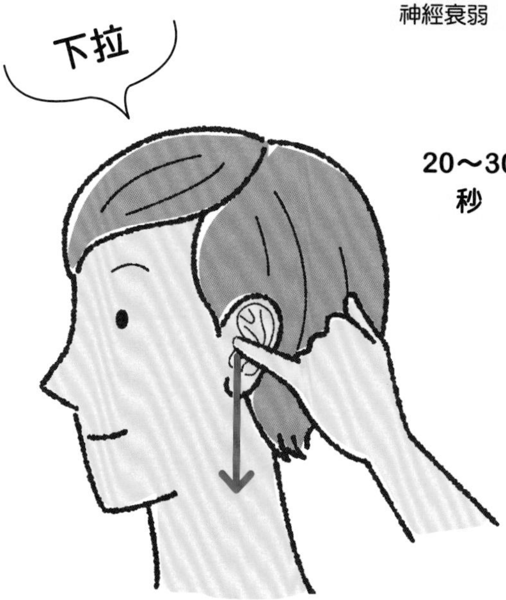

20～30
秒

●右耳方向

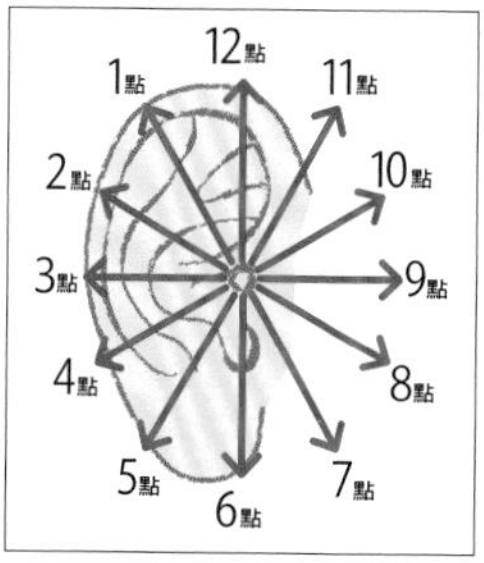

4

針對按壓後會感到疼痛的部位，再次認真按壓並擴張。若箭頭指向上方，便向上拉；若箭頭指向下方，則向下拉。用稍微感到疼痛的力道，連續壓20～30秒。痛感較強烈的人，亦可只按壓10秒左右。

方法 2

按摩耳軟骨

刺激耳軟骨，舒緩僵硬問題

耳朵的軟骨是耳朵之中較硬的部位，且屬於骨骼的一部分。當身體僵硬，耳軟骨也會跟著變硬。因此解決骨頭、肌肉症狀的方式，就是舒緩耳軟骨。容易感到僵硬的人，只要平時多刺激耳軟骨，也較能減緩僵硬問題。

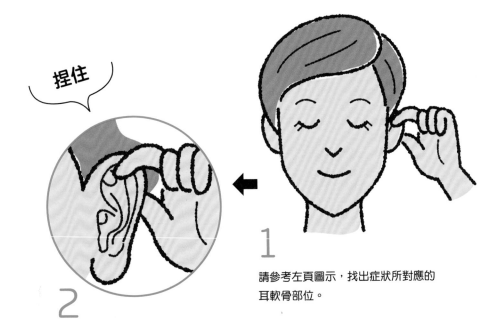

1

請參考左頁圖示，找出症狀所對應的耳軟骨部位。

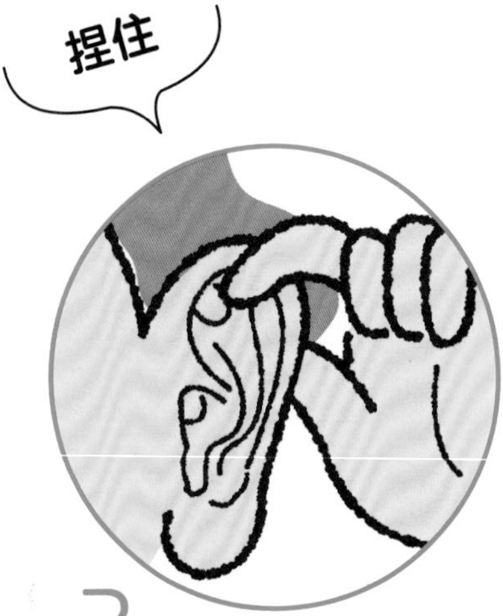

2

用大拇指與食指（或是對自己來說較方便操作的手指）抓住軟骨。

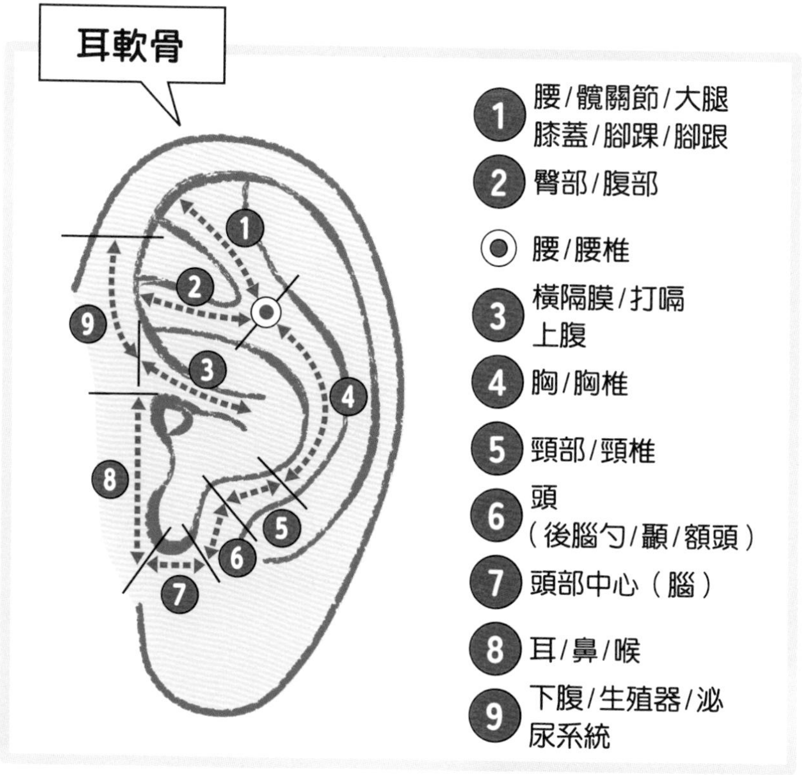

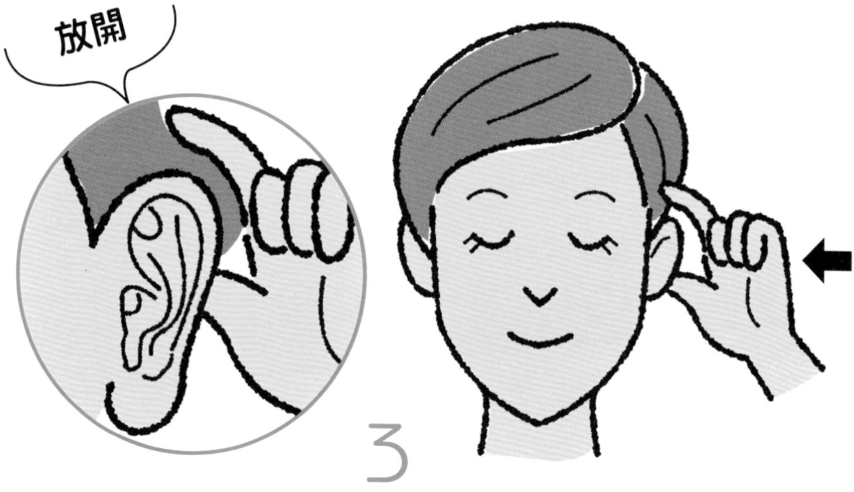

3

10~20次

用力捏住1秒，然後快速放開。有節奏地反覆「捏住後快速放開」10~20次。

方法 3

環繞按壓耳中凹槽

\\ 改善耳朵血液循環，暖和身體 //

這是將手指放入耳軟骨所包圍的凹槽部分，並在凹槽中環繞按壓的一種方法。如此便能使內臟的運作更順暢，也能讓耳朵的血液循環變好。進而暖和身體、消除疲勞，使身體神清氣爽。

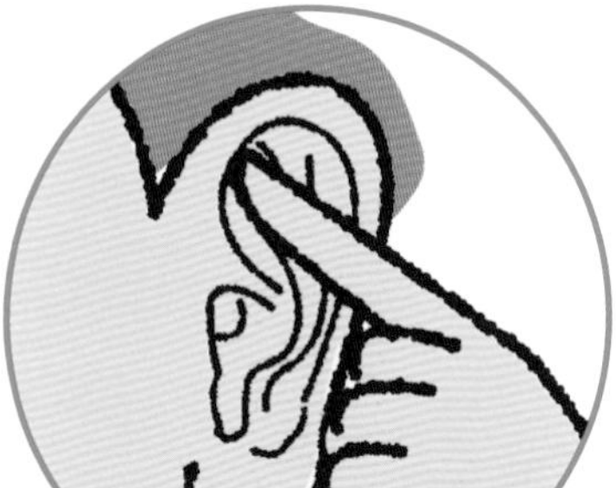

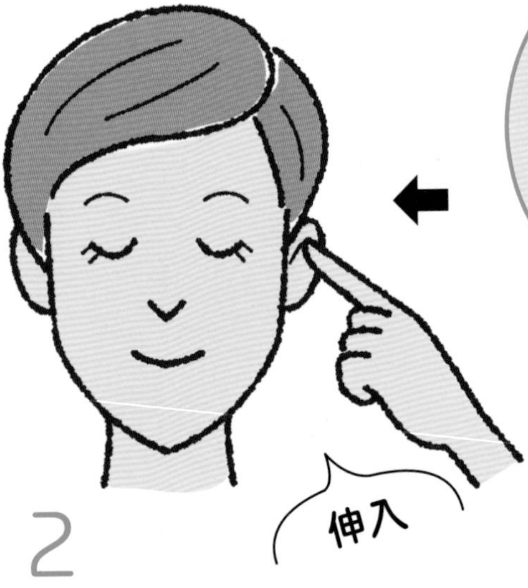

1

請參考左頁圖示，找出症狀所對應的凹槽位置。

2

將食指（小指亦可）放入凹槽處。

※操作前請在指尖上塗乳液或抹精油。

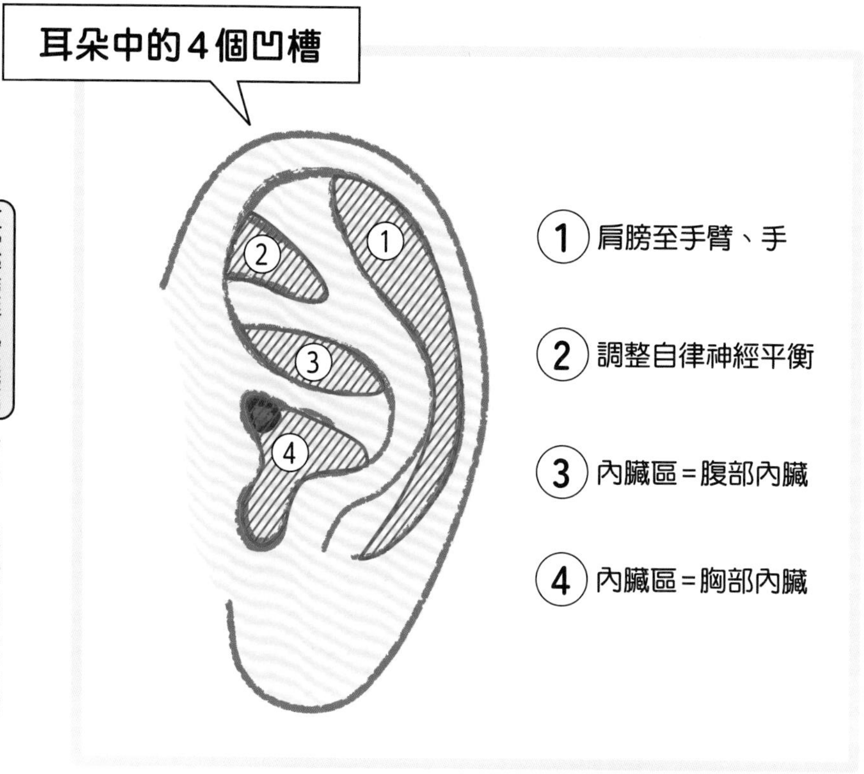

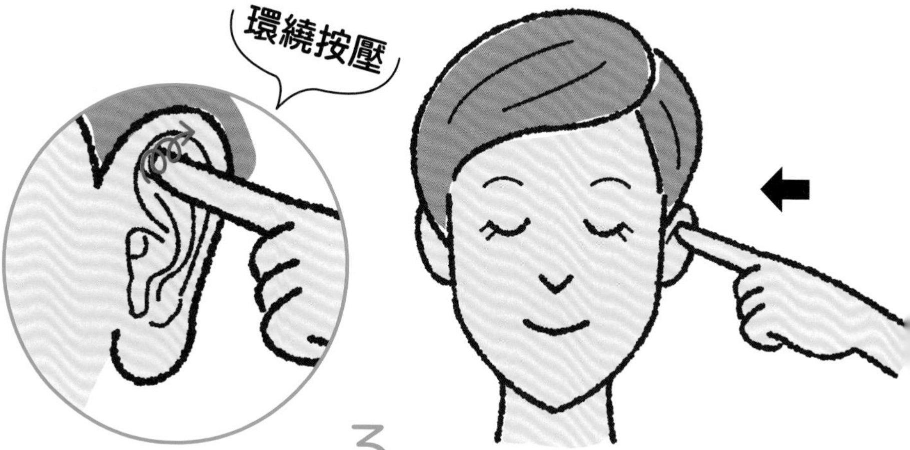

1分鐘

3

朝耳朵外側（後方）環繞按壓，刺激整個凹槽。就像輕輕按摩一樣，持續1分鐘。

方法 4

耳朵繞橡皮筋

只需在耳朵上繞橡皮筋的簡單方法

在耳朵繞上橡皮筋，就能刺激耳朵上的穴道與反射區。這種方式連留長指甲、排斥用自己的手指碰觸耳朵內部的人都能實行。繞橡皮筋的時間約莫以1分鐘為基準。若初次嘗試此方法時，未發生疼痛或瘀血（耳朵發紫）等狀況，之後便能延長繞橡皮筋的時間。但最長請控制在10分鐘內結束。

耳朵繞橡皮筋①的繞法

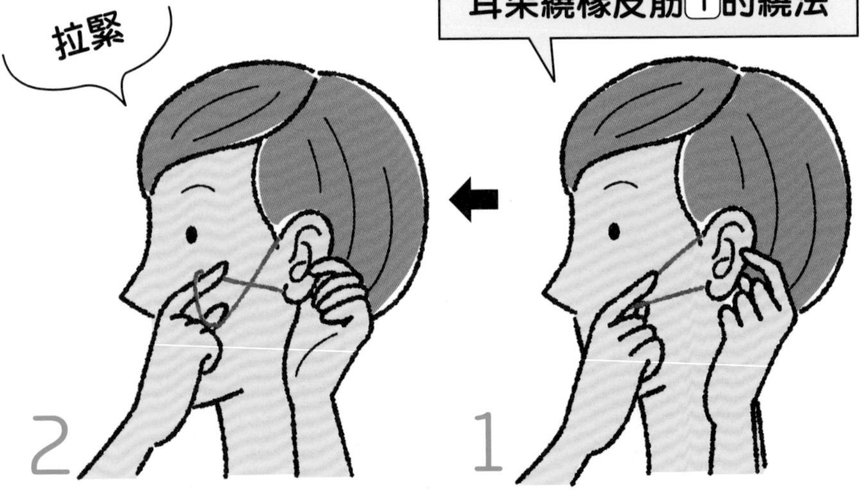

1 將2條橡皮筋重疊成一條，勾在耳朵根部。

2 用單手壓住耳朵，另一隻手將橡皮筋往前拉，並扭轉成8字型。接著疊成兩層再繞上耳朵。

各式纏繞方式

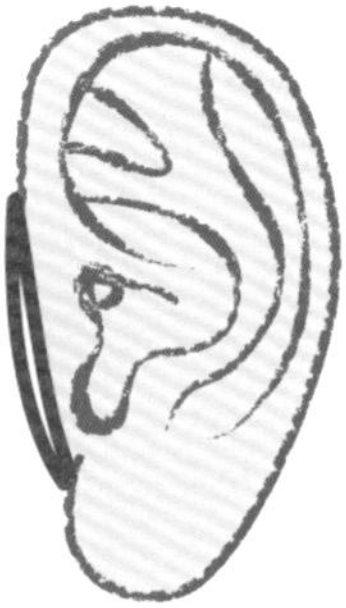

耳朵繞橡皮筋 1
調整全身（內臟）等不適

以內臟為主，調整全身的纏繞方式。

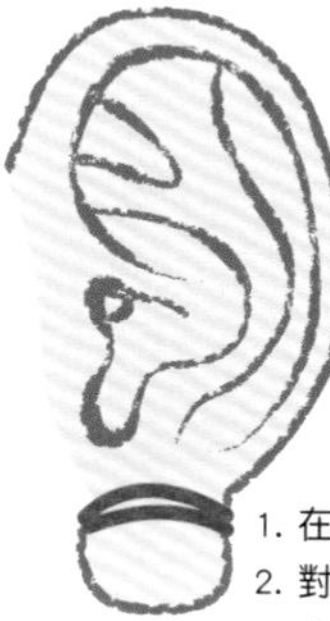

耳朵繞橡皮筋 2
頭痛等不適

能有效改善耳鳴及頭痛等頭部不適的纏繞方式。

1. 在耳垂上纏繞 2 圈橡皮筋。
2. 對側也同樣綁上橡皮筋，1 分鐘過後再鬆開。

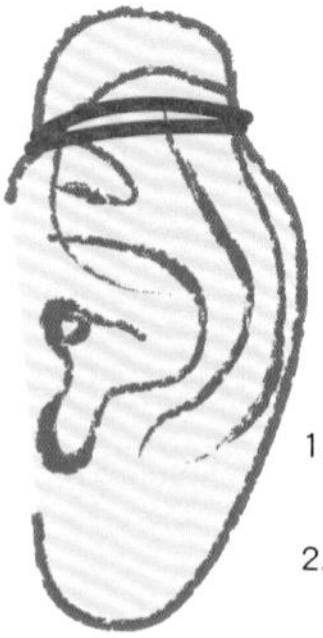

耳朵繞橡皮筋 3
腰痛等不適

能有效改善腰痛與下半身不適的纏繞方式。

1. 在耳朵尖端（上半部）上纏繞 2 圈橡皮筋。
2. 對側同樣綁上橡皮筋，1 分鐘過後再鬆開。

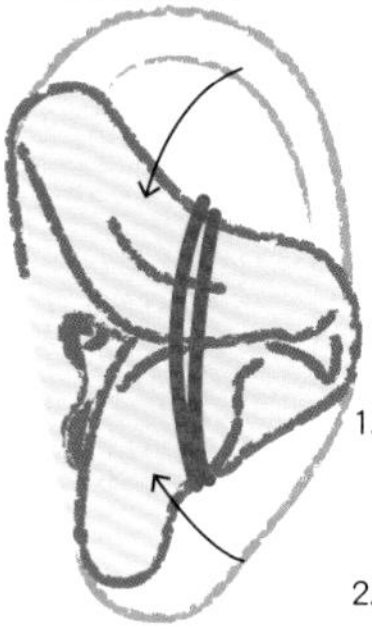

耳朵繞橡皮筋 4
高血壓等不適

能有效改善高血壓與肩頸僵硬的纏繞方式。

1. 為刺激到耳朵內部，抓住整個耳朵向內折，並以橡皮筋纏繞。
2. 對側也同樣綁上橡皮筋，1 分鐘過後再鬆開。

1分鐘

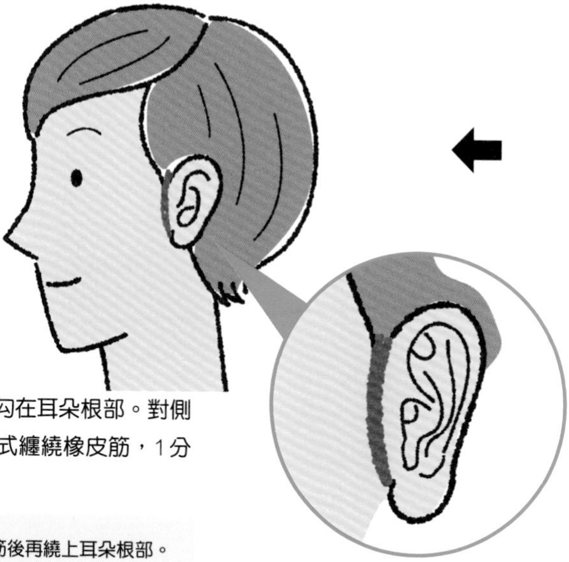

3

儘量讓橡皮筋確實勾在耳朵根部。對側耳朵也用相同的方式纏繞橡皮筋，1分鐘過後再鬆開。

※也可先扭轉橡皮筋後再繞上耳朵根部。

方法 5

旋轉耳朵

捏住耳朵上的穴道，並旋轉耳朵

一邊刺激耳朵上的穴道，一邊將耳朵往後方轉，促進淋巴的循環。難以按壓到穴道時，可折耳朵刺激穴道，做「折耳旋轉」和「耳朵折半旋轉」。

耳朵穴道一覽

耳朵上遍佈許多的穴道。只要按壓穴道，持續給予刺激，便有機會能預防或舒緩各種症狀。

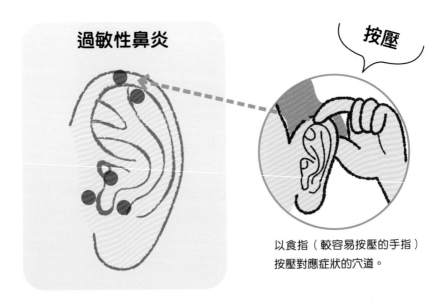

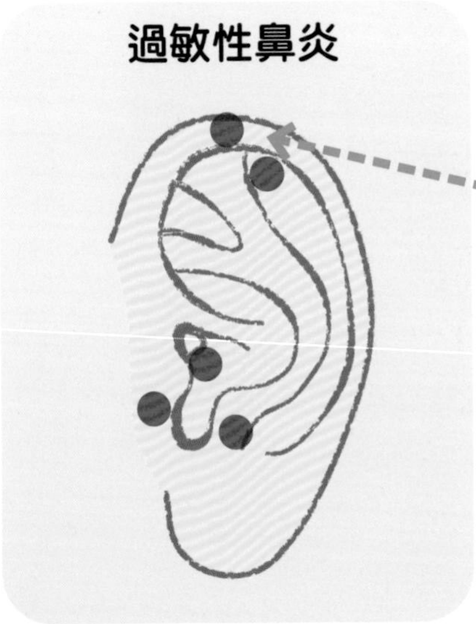

以食指（較容易按壓的手指）按壓對應症狀的穴道。

尋麻疹

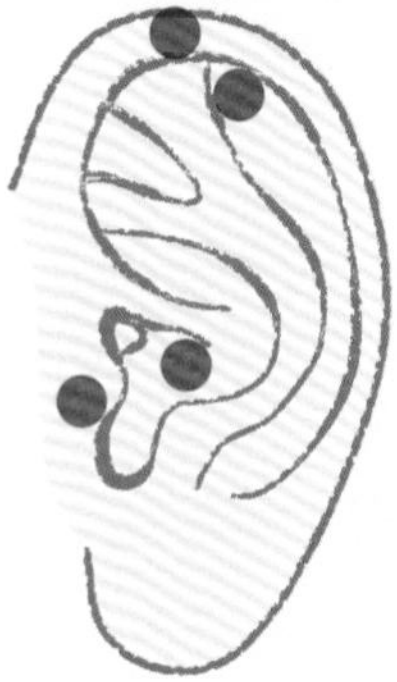

異位性皮膚炎

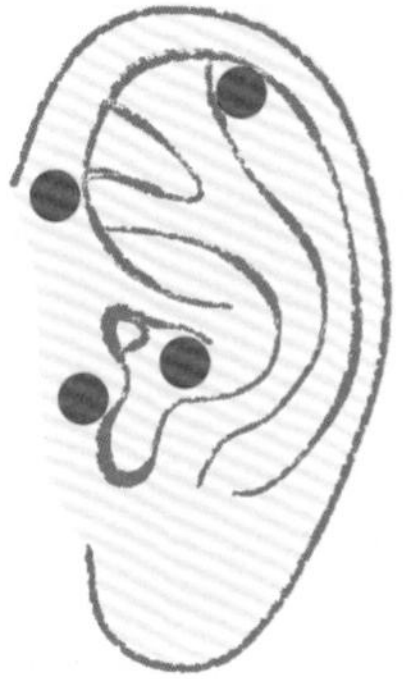

頭痛

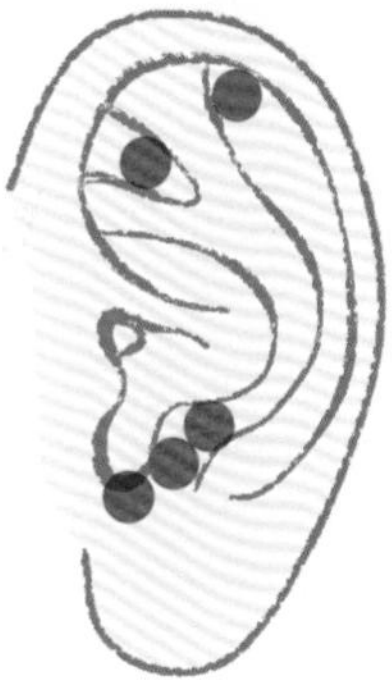

感冒

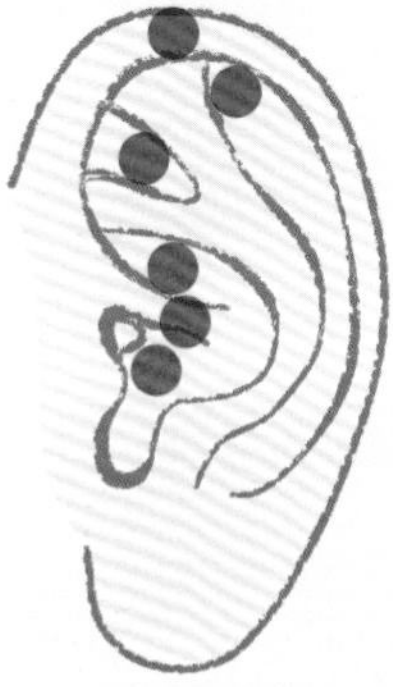

止咳

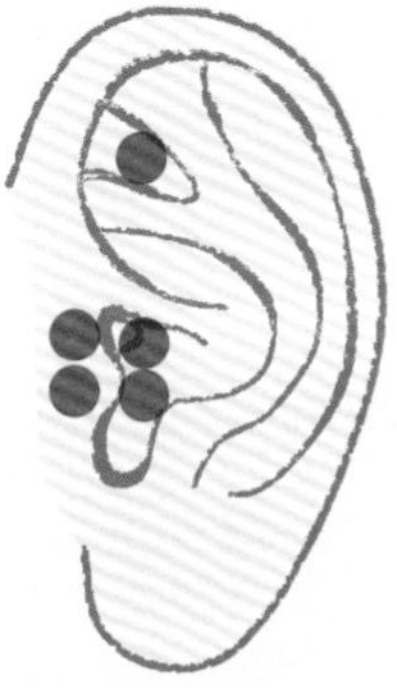

胃痛

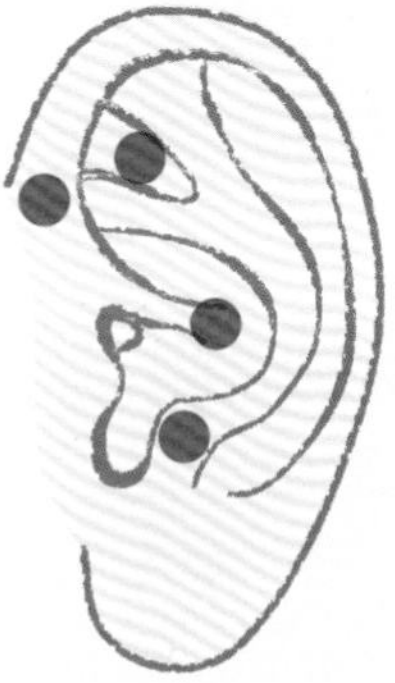

止吐

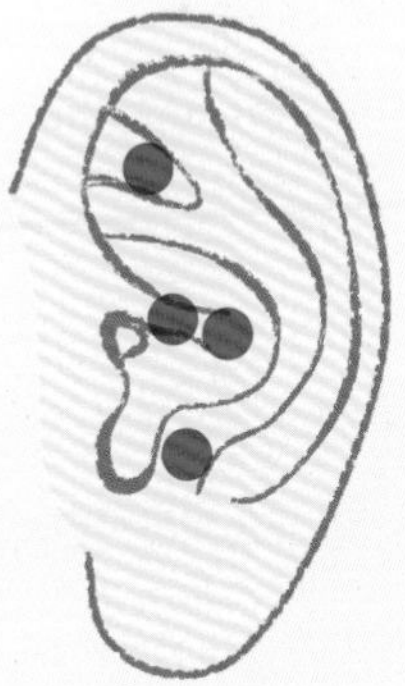

腹瀉

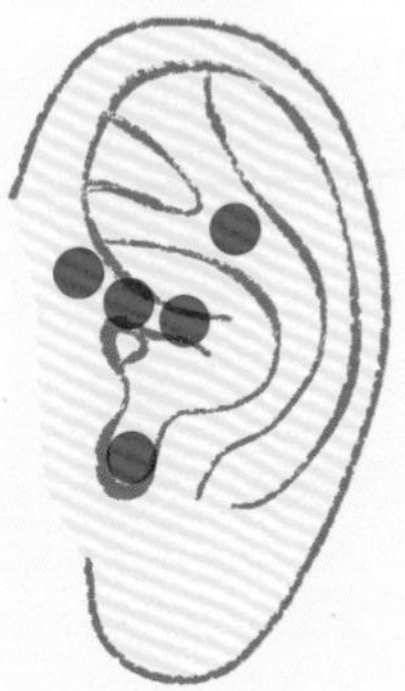

便祕

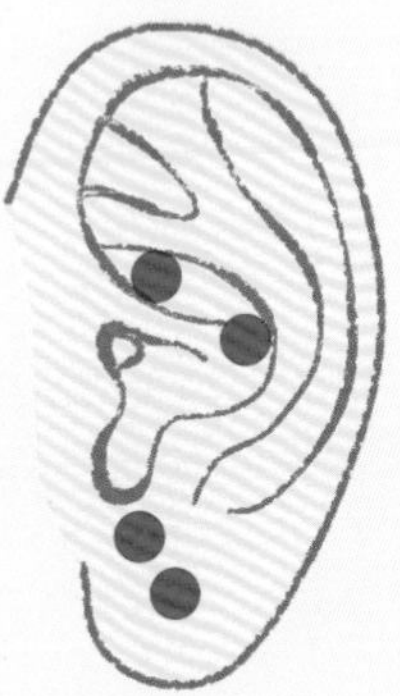

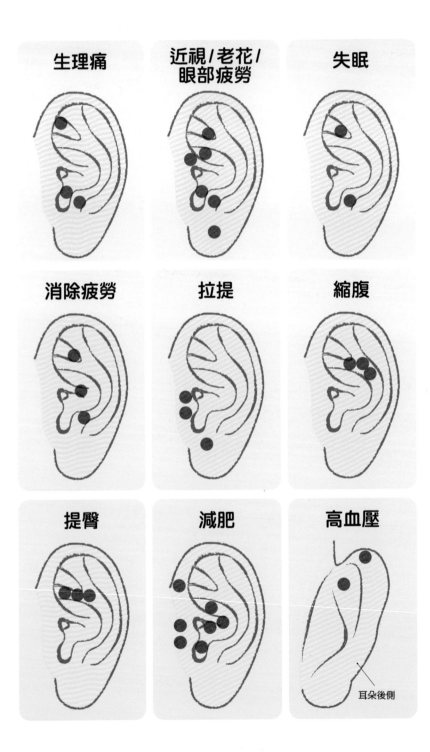

生理痛

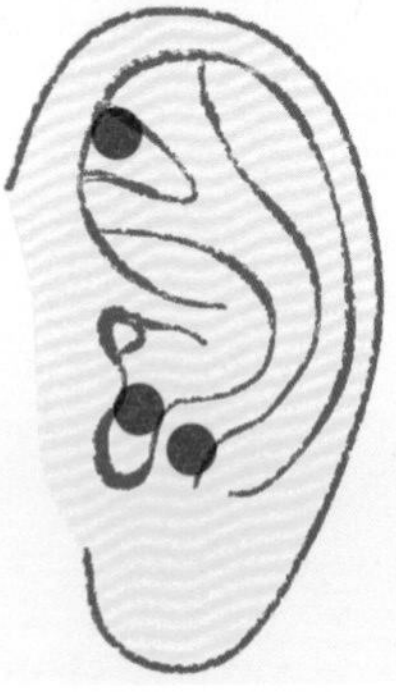

近視/老花/眼部疲勞

失眠

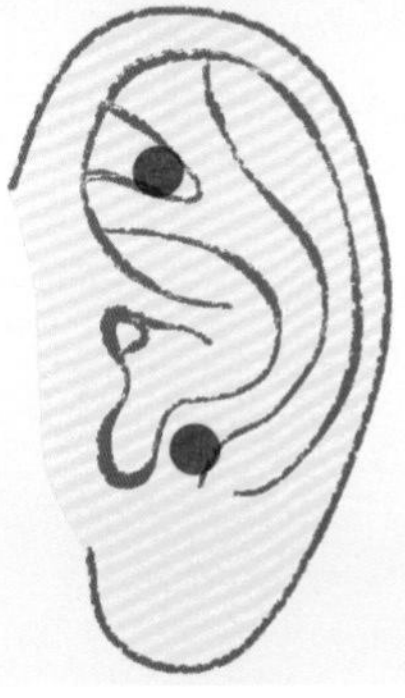

消除疲勞

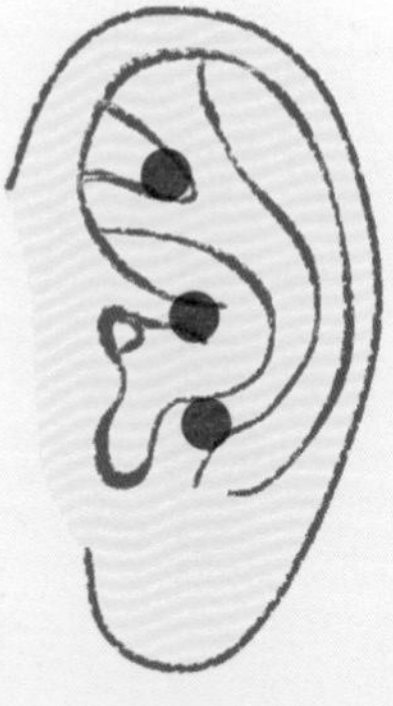

拉提

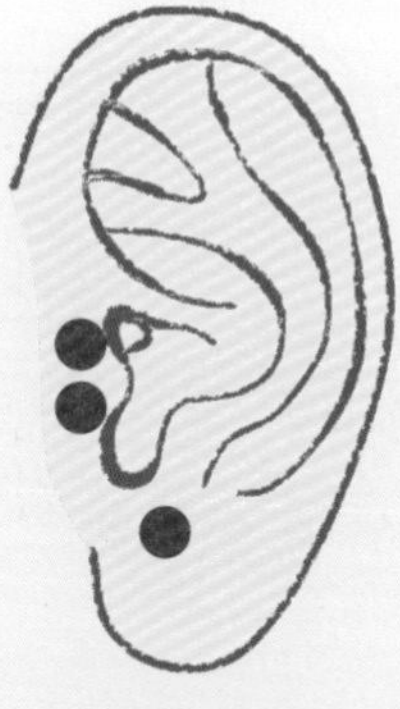

縮腹

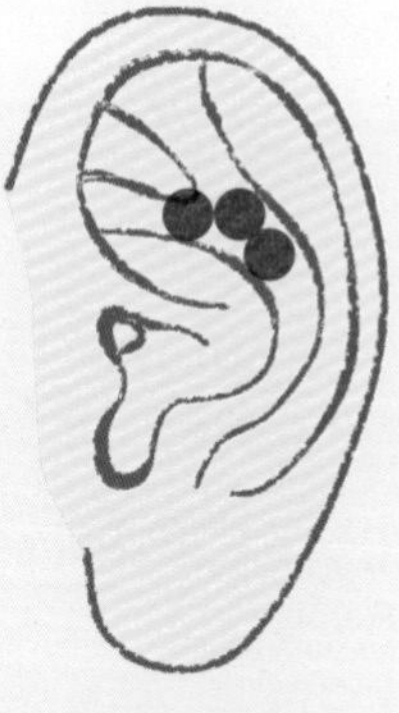

提臀

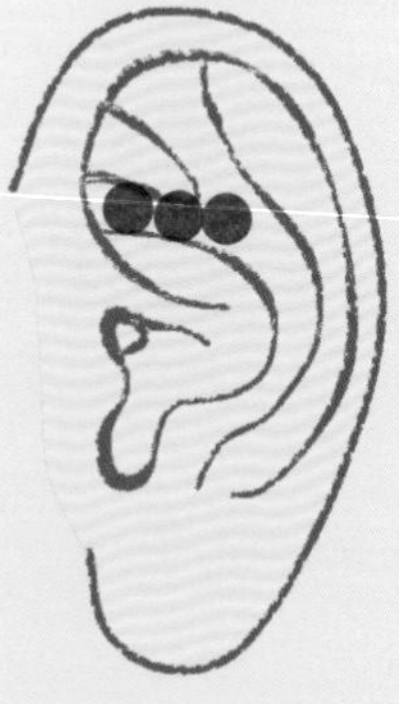

減肥

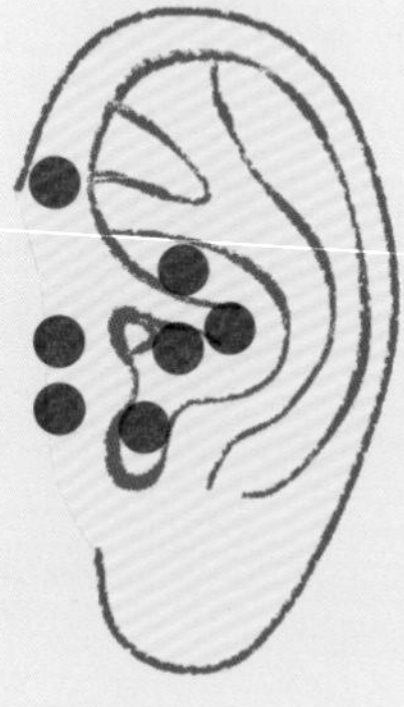

高血壓

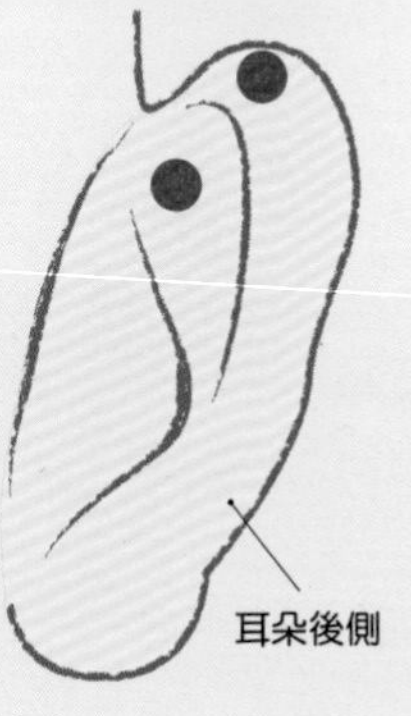

按壓耳中凹槽並旋轉

在鏡中確認穴道位置，按好耳朵後旋轉。有時需同時按壓多點穴道，請確實按好每個穴道後再操作。

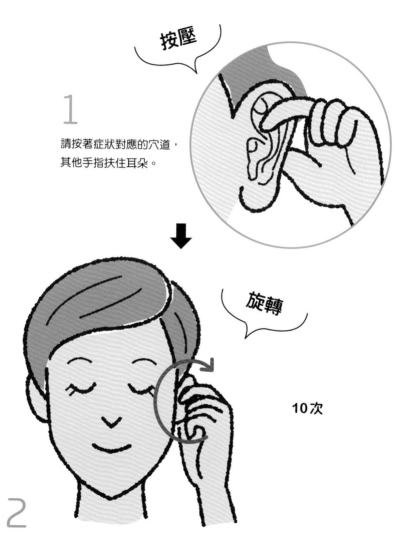

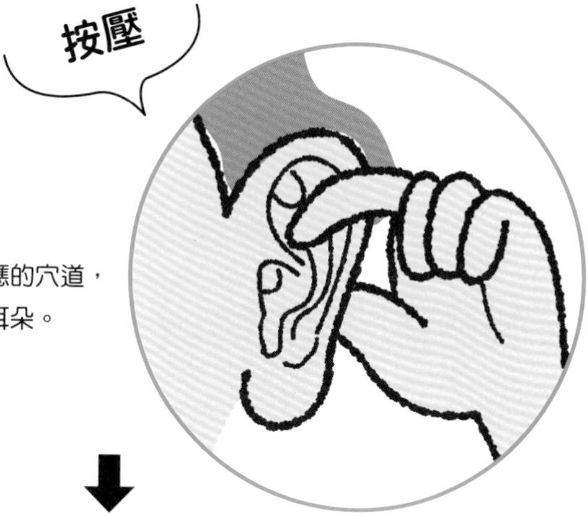

1

請按著症狀對應的穴道，其他手指扶住耳朵。

2

按著穴道，將整個耳朵向後轉10次。旋轉幅度大約為能活動到整個顳部區域肌肉的程度。

折耳旋轉

透過折耳按壓，能在旋轉耳朵時同時刺激多個穴道。

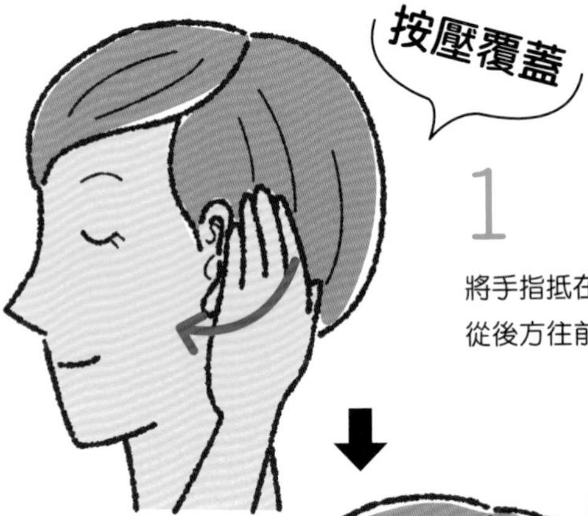

1

將手指抵在耳朵根部處，讓耳朵整體從後方往前折，並用手掌按壓覆蓋。

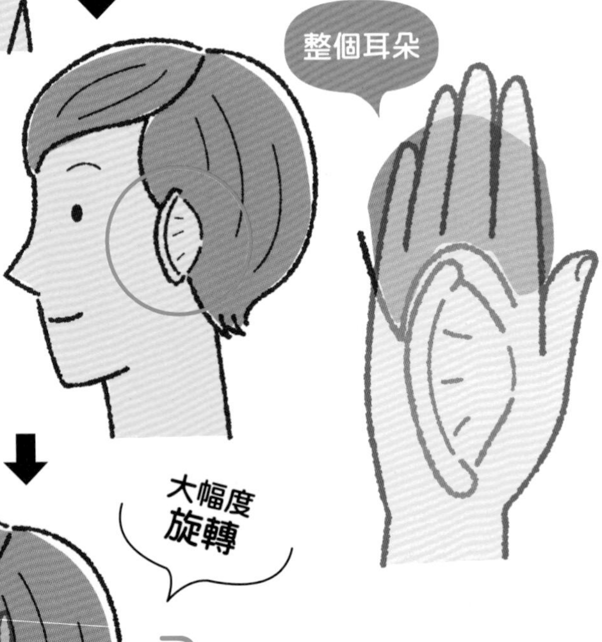

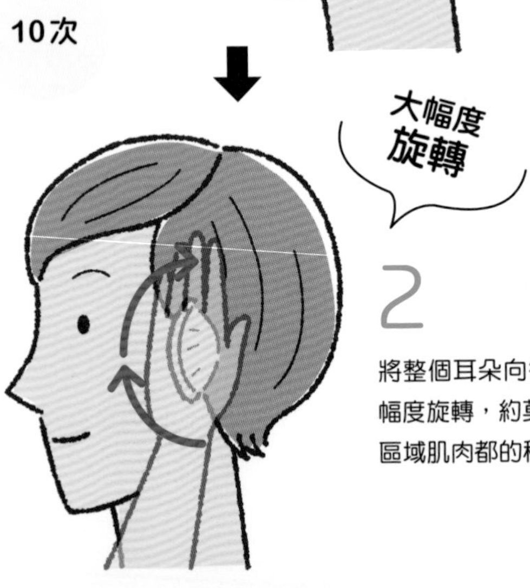

2

將整個耳朵向後轉10次。此時請大幅度旋轉，約莫為能活動到整個顳部區域肌肉都的程度。

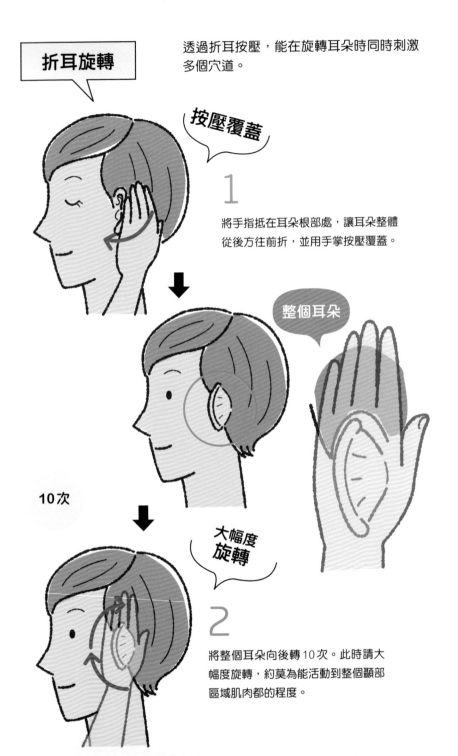

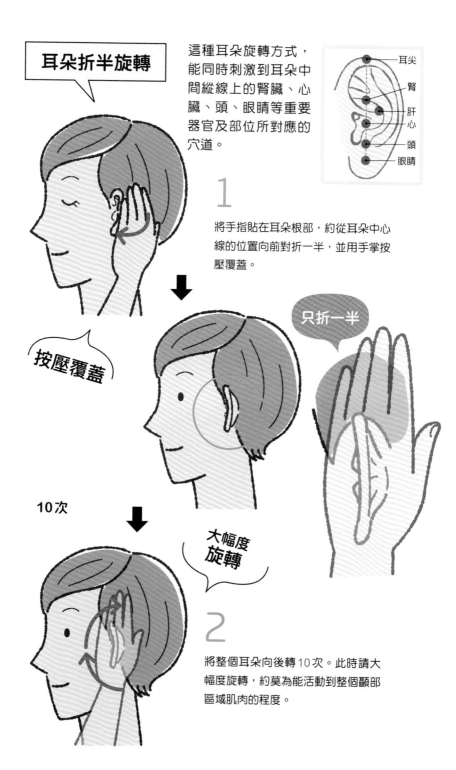

這種耳朵旋轉方式，能同時刺激到耳朵中間縱線上的腎臟、心臟、頭、眼睛等重要器官及部位所對應的穴道。

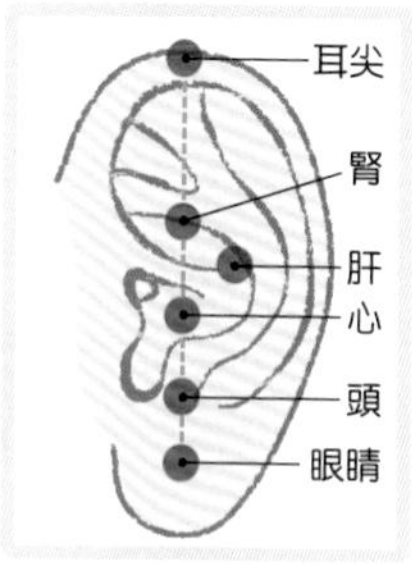

1

將手指貼在耳朵根部，約從耳朵中心線的位置向前對折一半，並用手掌按壓覆蓋。

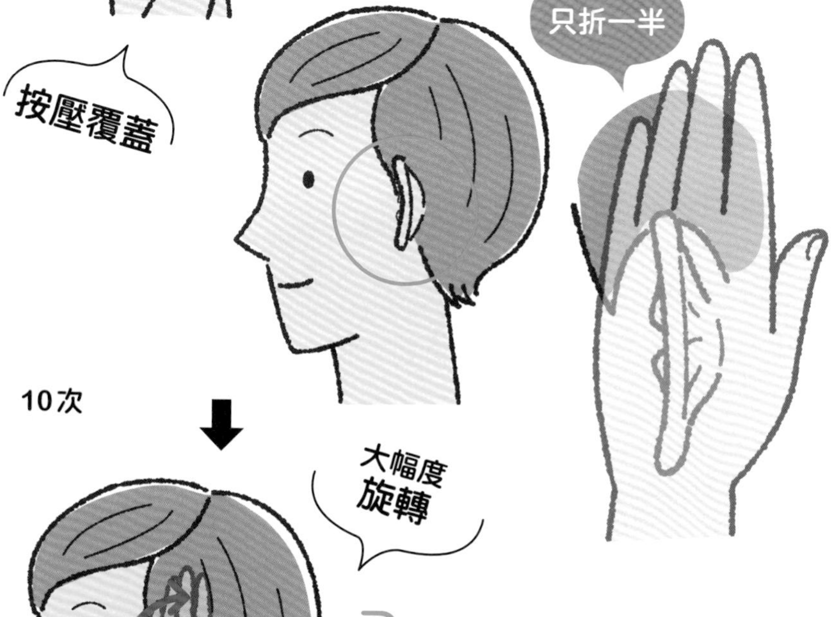

10次

2

將整個耳朵向後轉10次。此時請大幅度旋轉，約莫為能活動到整個顳部區域肌肉的程度。

松岡流

番外篇①

自助頭部按摩

迅速、輕鬆讓頭部狀態煥然一新的方法

由於耳朵位於頭部側面，與頭部的肌肉有著密切的關係。
頭部按摩除了能放鬆頭部肌肉，也能提升放鬆耳朵的效果，請不妨嘗試看看。這個方法將在耳朵與頭部肌肉執行7道手續，舒緩僵硬。**重點在於慢慢鬆開壓迫血管的手**。此時便將能**促進頭部肌肉的血液循環，讓頭部變得神清氣爽**。

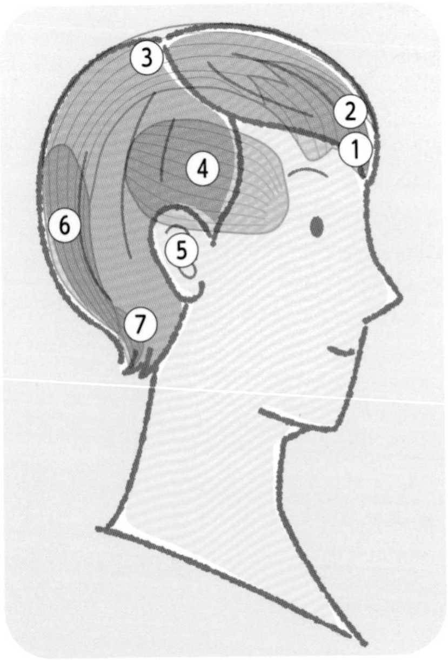

① 額頭
② 額肌
③ 帽狀腱膜
④ 顳肌
⑤ 耳朵
⑥ 枕肌
⑦ 枕下肌

① 額頭、額肌拉提

重複2次
1～3的
動作

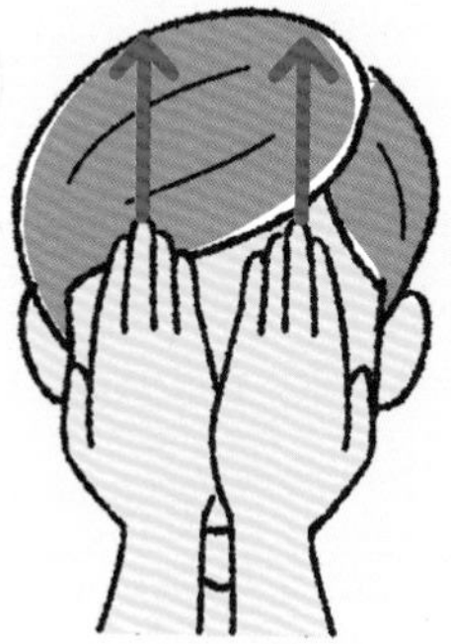

1 將雙手覆蓋在額頭上。慢慢吐氣並將視線望向下方，讓臉朝下。

2 將覆蓋在額頭上的雙手向頭頂提。到極限後停住，並開始數10秒。

3 接著一邊數到20秒，一邊用非常慢的速度降低手的施力，並將手放回原來的位置。重複2次1～3的動作。

② 額肌拉提

重複2次
1～3的
動作

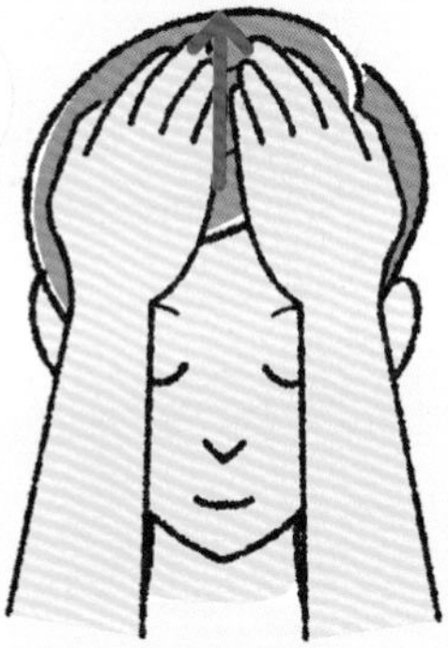

1 將雙手大拇指根部（大拇指下方澎起的部分）、小拇指根部（小拇指下方澎起的部分）覆蓋髮際線上，用雙手固定住額頭。

2 下巴向上抬，同時慢慢將額頭上的手向後方頂。到極限後停住，並開始數10秒。

3 接著一邊數到20秒，一邊用非常慢的速度降低手的施力，並將手放回原來的位置。重複2次1～3的動作。

③ 帽狀腱膜、頭頂拉提

重複2次
1～3的
動作

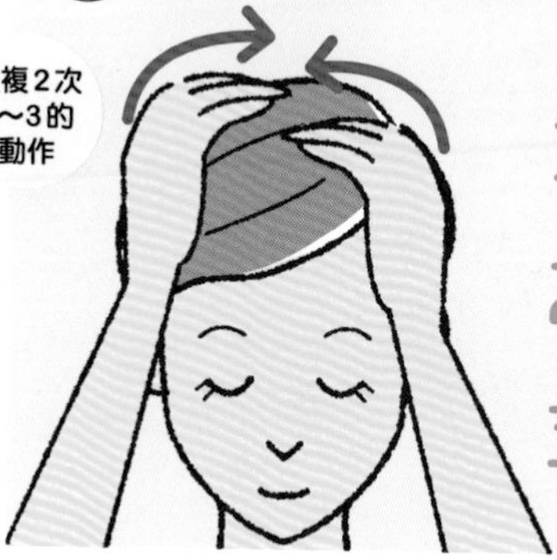

1 將雙手完整覆蓋在顳至頭頂的部分。

2 將雙手慢慢往頭頂上方靠近。到極限後停住，並開始數10秒。

3 接著一邊數到20秒，一邊用非常慢的速度鬆開雙手。重複2次1～3的動作。

④ 顳肌拉提（3個部位）

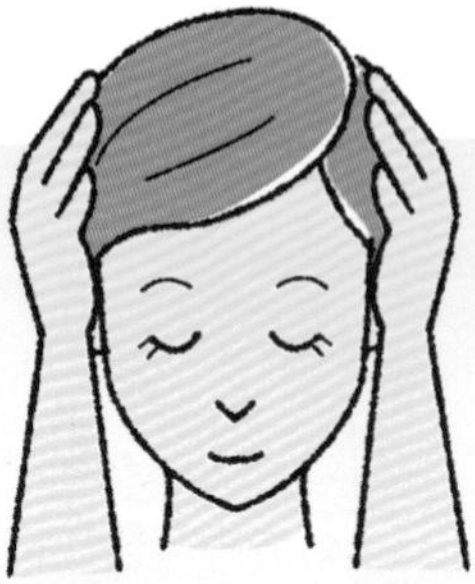

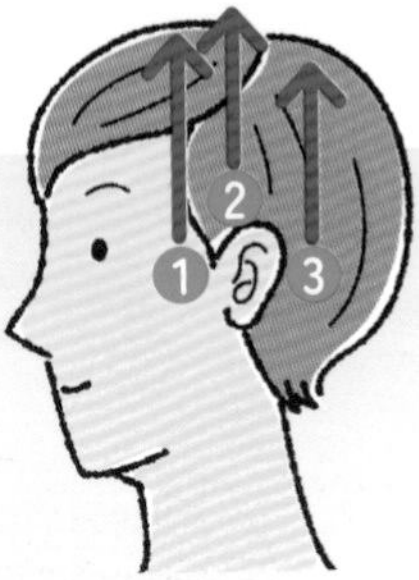

❶太陽穴的後方

1 將手掌貼在雙耳前、太陽穴的後方位置。

❷耳朵根部的上端

1 將手掌貼在耳朵根部的上端。

❸耳朵後方

1 將手掌貼在耳朵的後方。

2 慢慢吐氣，並將手移至頭頂處，到極限後停住，並開始數10秒。

3 一邊慢慢數到20秒，一邊用非常慢的速度降低手的施力，並將手放回原來的位置。重複2次1～3的動作。

重複2次1～3的動作

⑤ 溫熱並拉提耳朵

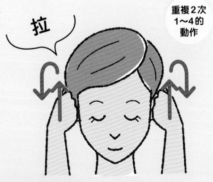

重複2次1～4的動作

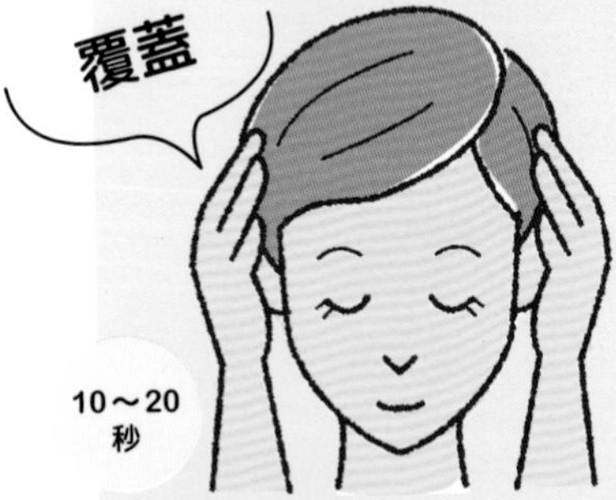

●溫熱耳朵

1 搓熱左右手掌。

2 將溫熱的手掌覆蓋耳朵10～20秒。手較容易冰冷的人可以對手掌吹氣後再搓熱。

●耳朵拉提

1 用力抓著耳朵，一邊吐氣，一邊將耳朵向頭頂方向提。

2 到極限後停住，並開始數20秒。

3 一邊數到30秒，一邊緩緩歸位。

4 將耳朵往頭後方慢慢大幅度轉3～5次。重複2次1～4的動作

⑥ 枕肌拉提

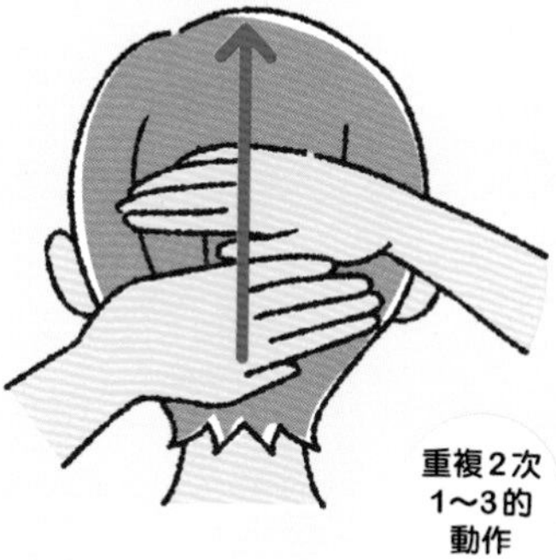

1 面朝下，雙手一上一下放在後腦勺上。

2 雙手向頭頂上推，到極限後停住，並開始數10秒。

3 一邊數到20秒，一邊慢慢減輕雙手力道，並讓雙手離開頭部。重複2次1～3的動作。

⑦ 枕下肌拉提

1 為保持手部穩定，請將手肘置於桌子上。

2 手緊貼在頭與頸部的交界處及耳後位置。

3 手用力壓住頭與頸部的交界處，並抬高下巴。

4 將手維持向上推的狀態，壓迫後腦勺的血管，並停住數10秒。

5 一邊慢慢數到20秒，一邊慢慢放鬆向上推的手，另一隻手亦同。重複2次1～5的動作。

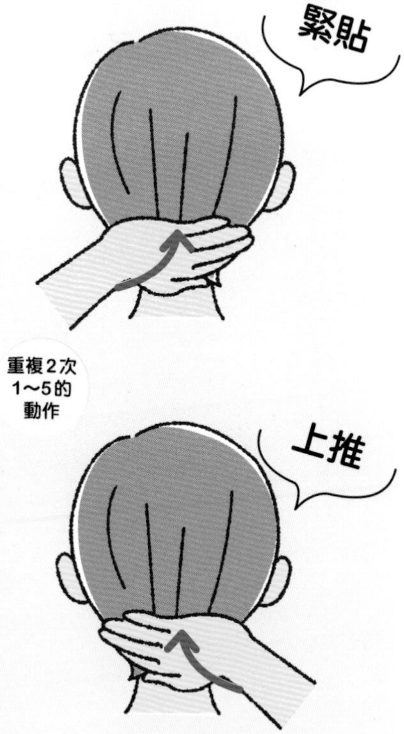

耳朵暖暖包

最適合冬天！
讓全身暖呼呼的耳朵暖暖包

耳朵上的微血管較細，因此耳朵原本就較容易冷。在冬天更是容易變得冰冷，常導致血液循環不佳。若使用拋棄式的暖暖包，便能利用溫熱刺激改善血液循環，讓身體暖和起來。此外還有放鬆效果，難以睡著的人可以在睡前操作，會更好入睡。

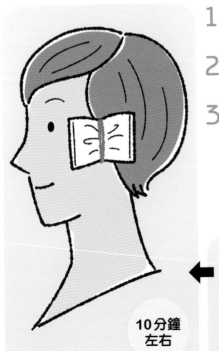

1 準備小型拋棄式暖暖包（非貼式）與橡皮筋1條。

2 將橡皮筋纏繞成2圈，綁在暖暖包長邊的中央。

3 用橡皮筋將暖暖包固定並覆蓋在耳朵前側。1次綁10分鐘左右，另一隻耳朵亦同。綁橡皮筋會感到耳朵疼痛者，可改用布製髮圈纏繞。

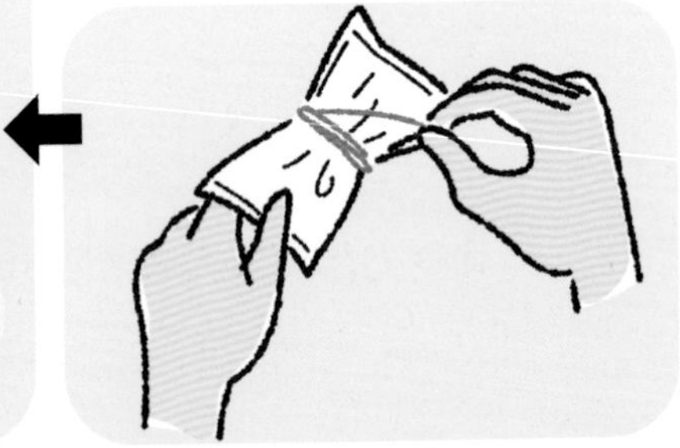

第3章

對症下藥！最佳耳穴按壓術

接下來將針對希望能精準改善不適者，介紹各症狀最有效的放鬆方式。每個症狀會介紹２種以上的方法，請挑選對自己來說較為簡單、有效的方式，並持之以恆地操作吧！

煩惱類別

①

眼睛

眼睛疲勞、眼瞼下垂、視力衰退

☑擴張耳道
☑耳朵繞橡皮筋

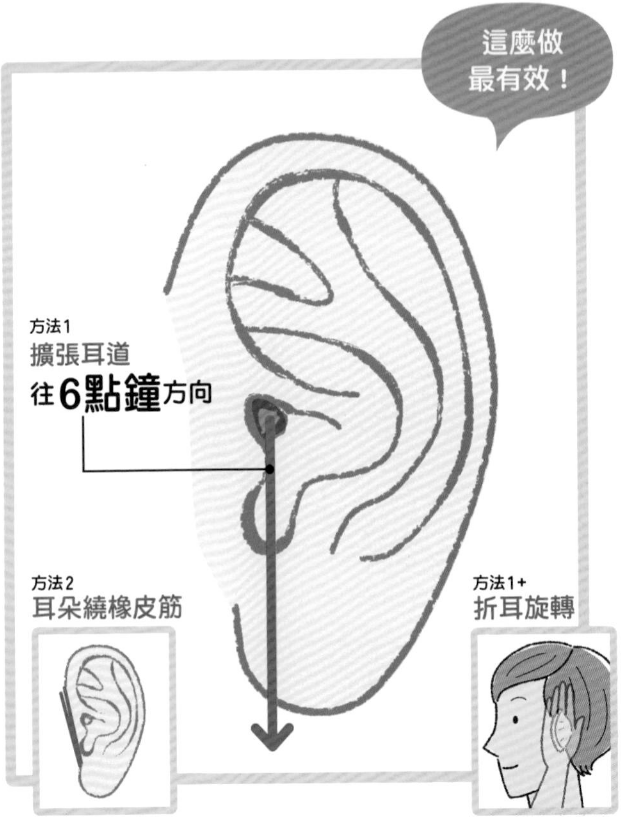

改善眼睛周邊血液循環，調整內臟狀態

現代人的生活離不開電腦與智慧型手機，讓我們的眼睛時常處於過勞的狀態下。不分年齡，愈來愈多人開始出現眼睛慢性疲勞及視力降低的煩惱。此時第一要務就是擴張耳道，**改善眼睛周圍的血液循環。**在東洋醫學的觀點中，**眼睛與腸胃經絡相連。**眼瞼下垂便是因為**內臟功能低落，導致眼瞼肌肉無力。**就讓我們透過能調整全身功能的耳朵繞橡皮筋，整頓內臟狀態吧！

方法 **擴張耳道**

1：將耳道往6點鐘方向按壓擴張

將小指深入耳道深處，360度按壓、擴張1分鐘。接著往6點鐘方向按壓、擴張，並維持這個狀態20～30秒。

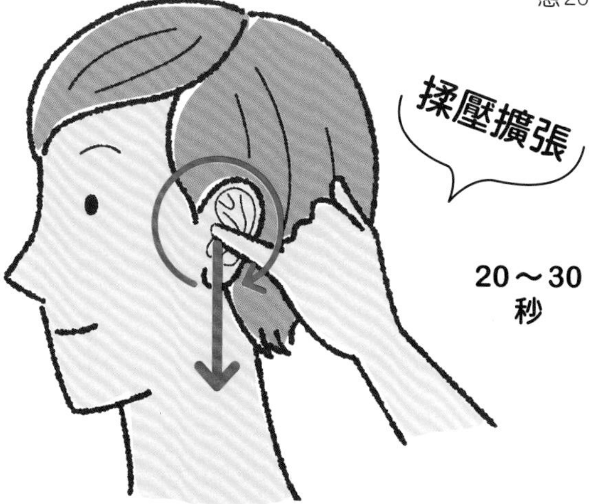

耳道擴張

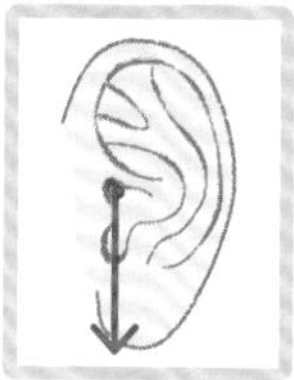

往6點鐘方向拉。

方法 **耳朵繞橡皮筋**

2：能整頓內臟狀態

在耳朵根部繞上橡皮筋，有整頓內臟的效果。由於眼睛和腸胃經絡相連，因此也能同時改善眼睛的不適與眼瞼下垂的症狀。

耳朵繞橡皮筋

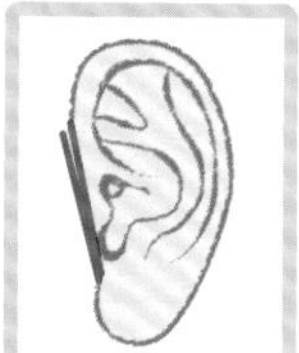

在耳朵的根部繞上橡皮筋，藉此整頓內臟狀態。

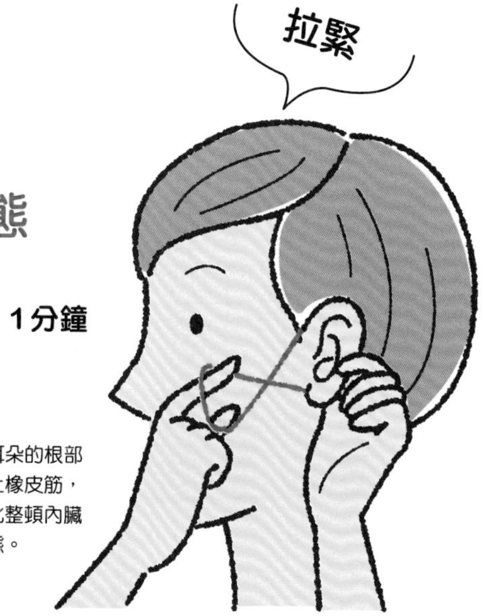

\ 方法1+ /

折耳旋轉

使耳朵周邊的淋巴流通順暢

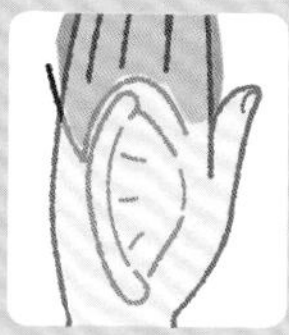

將耳朵從後方向前折，並用手掌按壓覆蓋著，接著將耳朵向後方旋轉揉壓10次。

煩惱類別 ②

頭部

失智症、記憶力及注意力衰退

☑按摩耳軟骨
☑耳朵繞橡皮筋

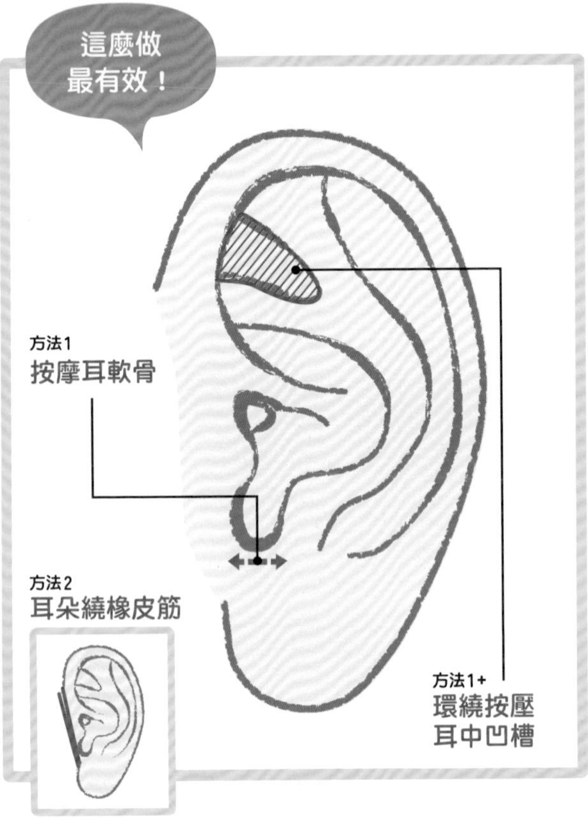

促進大腦血液循環讓頭腦更清晰

只要年齡增長，人都會變得健忘，難以學習新知。其中原因**在於大腦血流量不足、腦梗塞等腦血管問題、後腦勺嚴重僵硬、壓力導致的疲勞**、海馬迴萎縮導致的**阿茲海默症等等。**耳穴按壓術能**刺激大腦附近的耳朵，維持大腦血流量，**戰勝年齡。可說是零風險、高報酬的健康法則。

方法 **按摩耳軟骨**

1：按摩耳朵下方軟骨，刺激大腦穴道

用大拇指和食指抓住耳軟骨底部（圖示藍點處）。有節奏地反覆「用力捏住1秒，然後快速放開」10～20次。

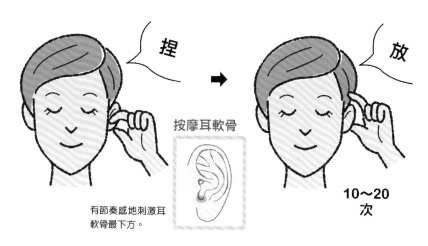

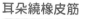

10～20次

按摩耳軟骨

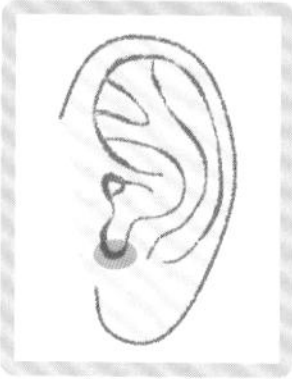

有節奏感地刺激耳軟骨最下方。

方法 **耳朵繞橡皮筋**

2：改善全身血液循環

將橡皮筋纏繞耳朵根部，能活化全身血液循環。因此也能改善大腦血流量不足的問題，讓頭腦變得更加清晰。

耳朵繞橡皮筋

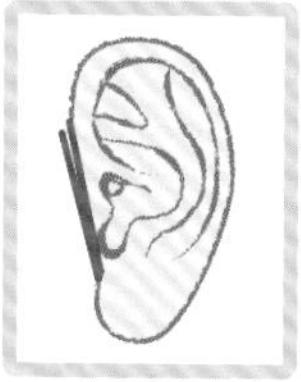

將橡皮筋纏繞耳朵根部，促進全身及頭部的血液循環。

1分鐘

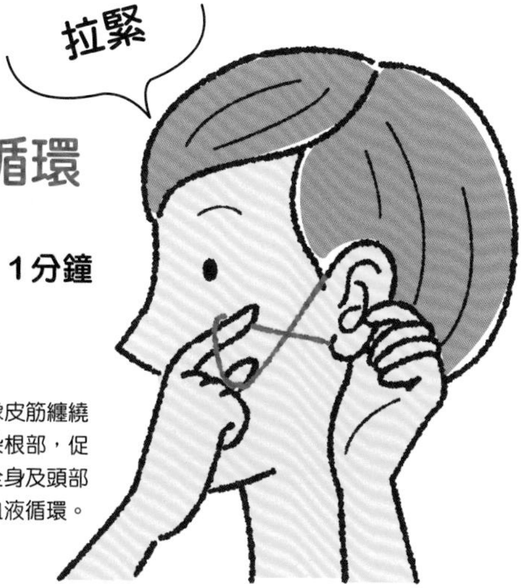

＼方法1+／

環繞按壓耳中凹槽

調整自律神經平衡

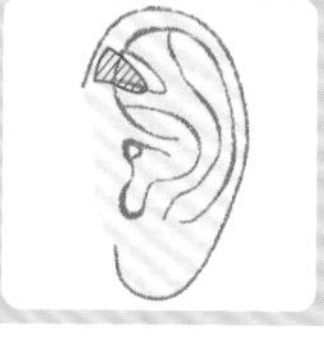

將食指放入圖中顯示的耳朵凹槽部分，並向耳朵後方環繞按壓，輕輕刺激整個凹槽1分鐘。

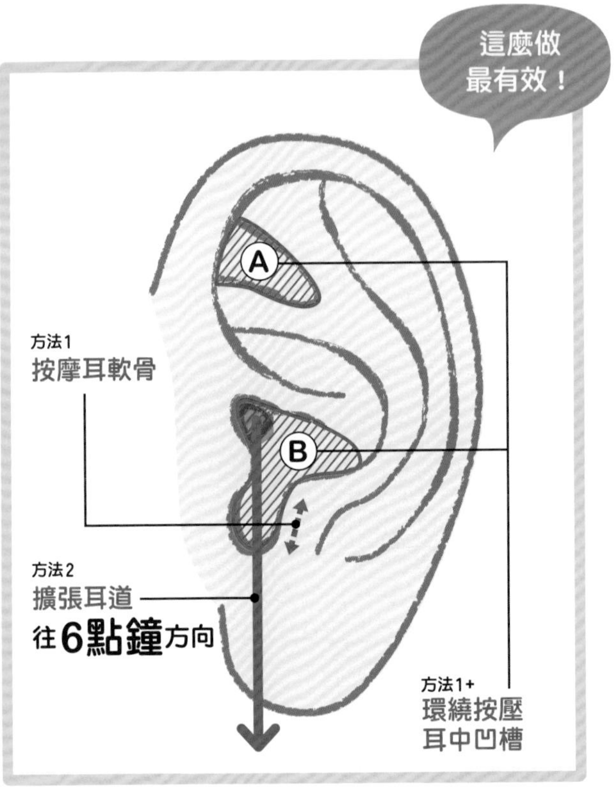

煩惱類別 ③

頭部

頭痛

☑按摩耳軟骨
☑擴張耳道

舒緩支撐頭部的肩頸，以及後腦勺的僵硬問題

95%的頭痛症狀，都源自於頭蓋骨以外之部位所發生的變化。其中嚴重的肩頸僵硬、後腦勺僵硬就是極具代表性的例子。只要舒緩這些部位，就能減輕大部分的頭痛症狀。頭痛是一種令人十分不適的症狀，是讓QOL（生活品質）大幅下降的元兇。就讓我們**透過按摩耳軟骨和擴張耳道來消除不適，**過著活動自如的每一天吧！

方法 **按摩耳軟骨**

1：刺激耳軟骨下方，治療頭痛的穴道

用大拇指和食指用力捏住圖示耳軟骨處1秒，然後快速放開。並有節奏地反覆「捏住後快速放開」10～20次。

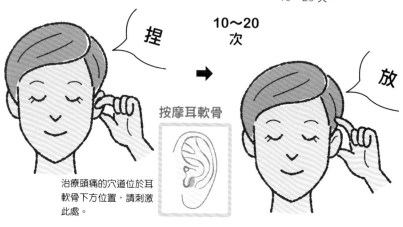

10～20次

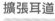

按摩耳軟骨

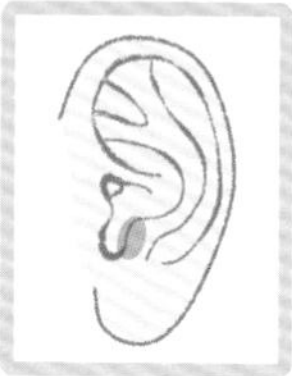

治療頭痛的穴道位於耳軟骨下方位置，請刺激此處。

方法 **擴張耳道**

2：往6點鐘方向按壓擴張耳道

將小指深入耳道深處，360度按壓，擴張1分鐘。接著往6點鐘方向按壓、擴張，並維持這個狀態20～30秒。

擴張耳道

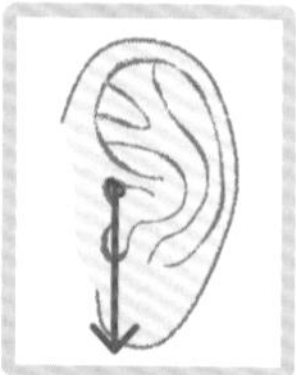

往6點鐘方向拉。

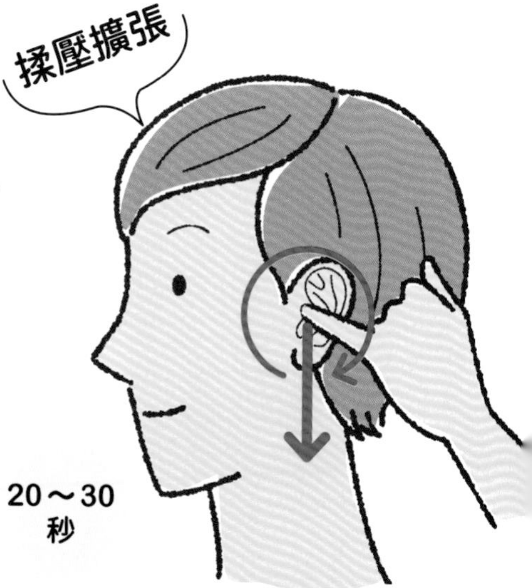

20～30秒

＼ 方法1+ ／

環繞按壓耳中凹槽

刺激自律神經與胸部相關穴道

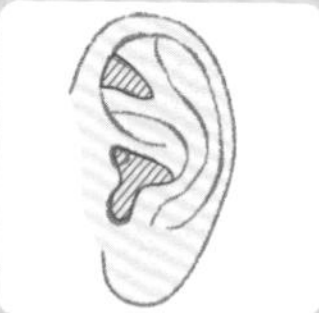

將食指放入Ⓐ凹槽中，並朝耳朵外側（後方）環繞按壓，刺激整個凹槽1分鐘。Ⓑ處凹槽亦同。

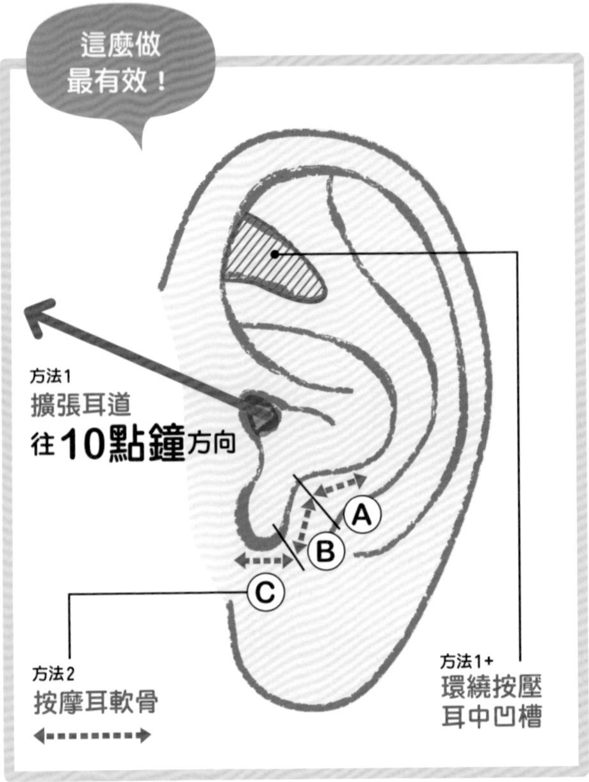

煩惱類別

④

頭部

頭暈

☑擴張耳道
☑按摩耳軟骨

持續放鬆耳朵，將漸漸減輕症狀

暈眩的原因非常多。如**大腦疾病**、內耳、貧血、頸部僵硬導致**大腦血流量不足、壓力、自律神經失調等**。即使發生暈眩，**但身體狀況並未嚴重惡化，且長期持續暈眩時**，惡性程度較低。此時可以**持續操作無副作用的耳穴按壓術，**慢慢減輕症狀。

方法 擴張耳道

1：往10點鐘方向按壓、擴張耳道

將小指深入耳道深處，360度按壓、擴張1分鐘。接著往10點鐘方向按壓、擴張，並維持這個狀態20～30秒。

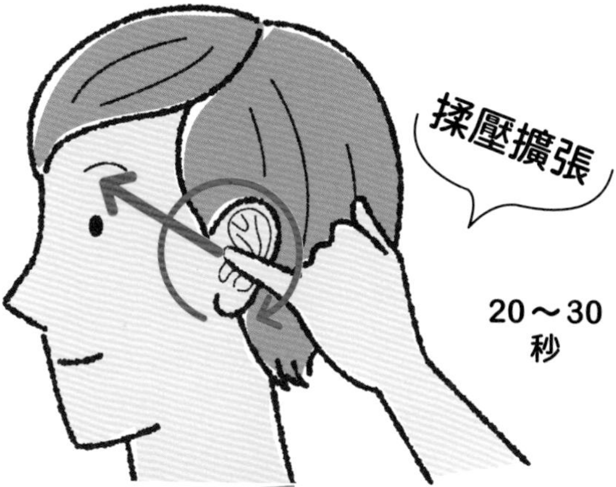

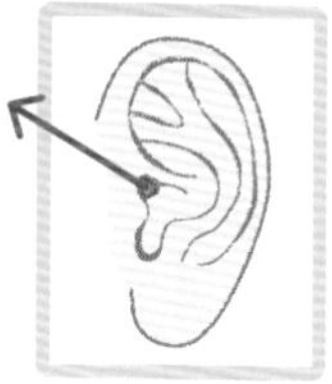

往10點鐘方向拉。

方法 按摩耳軟骨

2：刺激耳軟骨下方，有效改善暈眩問題

用大拇指和食指抓住耳軟骨Ⓐ處，用力捏住1秒，然後快速放開。並有節奏地反覆10～20次。針對ⒷⒸ部位亦同。

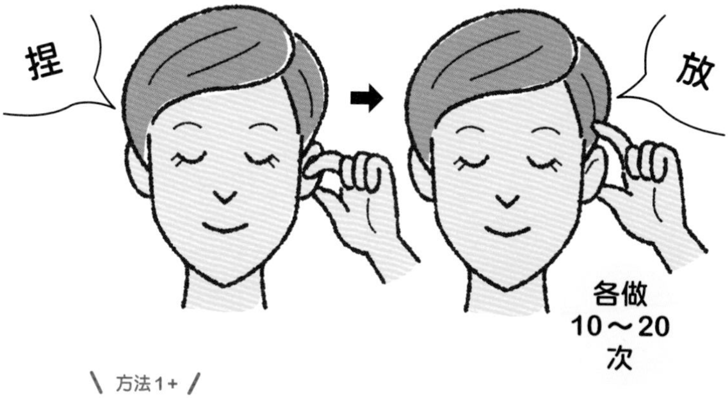

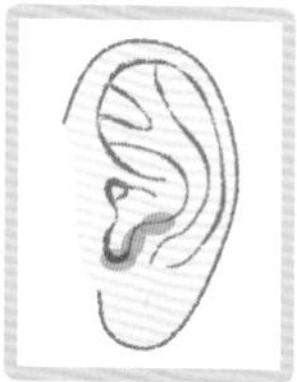

由於與頭部相關的穴道位於耳軟骨下方，因此應刺激此部位。

＼ 方法1+ ／

環繞按壓耳中凹槽

刺激與自律神經相關穴道

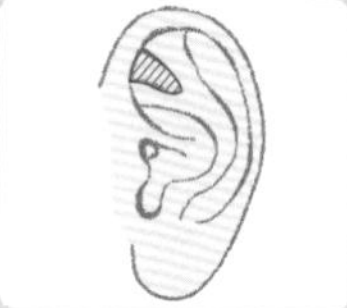

將食指放入圖示凹槽。朝耳朵外側（後方）按壓，刺激整個凹槽1分鐘。

煩惱類別

⑤

耳朵

耳鳴、重聽

☑擴張耳道
☑耳朵繞橡皮筋

連難以治療的耳鳴、重聽，也能靠自我保健改善！

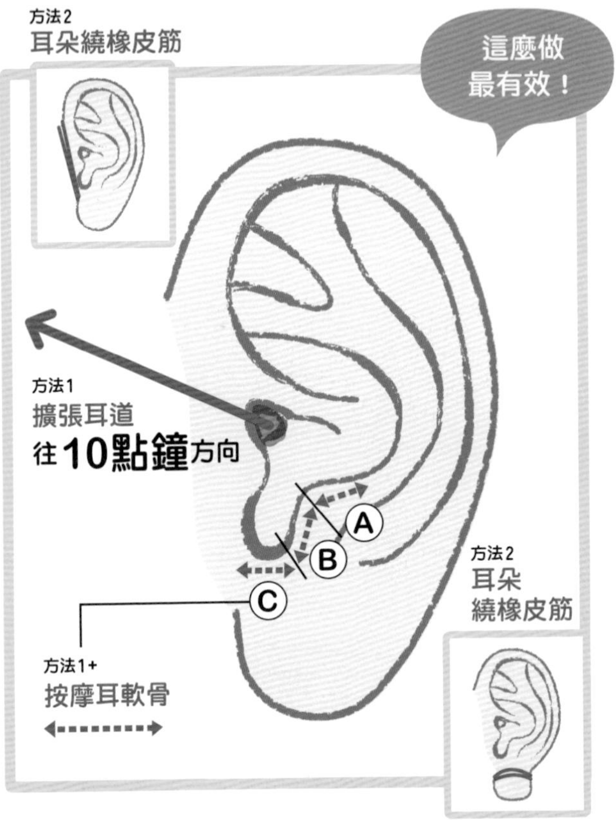

長期耳鳴與重聽相當令人難受，屬於去醫院求診仍難以痊癒的症狀之一。**其中原因繁多如年紀增長、身心疲勞、耳鼻相關疾病後遺症、壓力，以及肩頸、後腦勺的僵硬等等。**由於時常使用耳機，**得到突發性耳聾等疾病的年輕患者**也與日俱增。

而擴張耳道、**耳朵綁橡皮筋**的刺激**並不會留有副作用**，請試著持之以恆地執行。

方法 1：往10點鐘方向按壓擴張耳道

擴張耳道

將小指伸入耳道深處，360度按壓、擴張1分鐘。接著往10點鐘方向按壓、擴張，並維持這個動作20～30秒。

擴張耳道

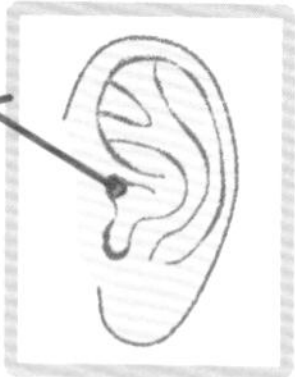

往10點鐘方向拉。

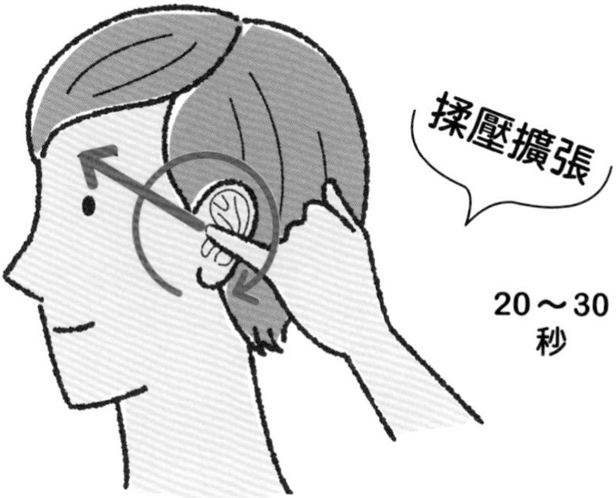

方法 2：調整全身及耳朵狀態

耳朵繞橡皮筋

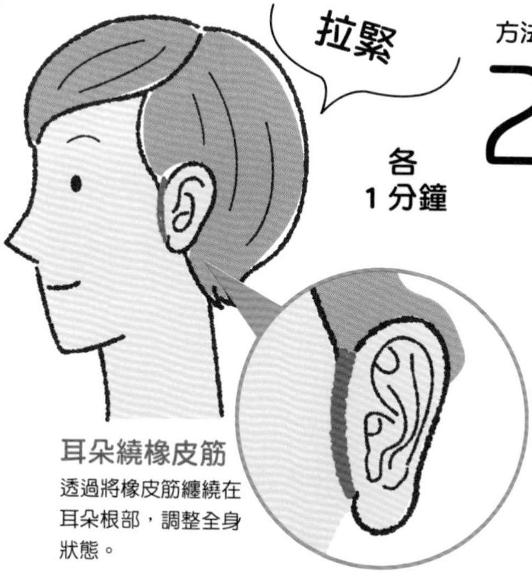

耳朵繞橡皮筋

透過將橡皮筋纏繞在耳朵根部，調整全身狀態。

將橡皮筋繞在耳朵根部，能調整全身的狀態；在耳垂繞橡皮筋，則能有效改善頭部疾病，減緩耳鳴、重聽的症狀。

耳朵繞橡皮筋

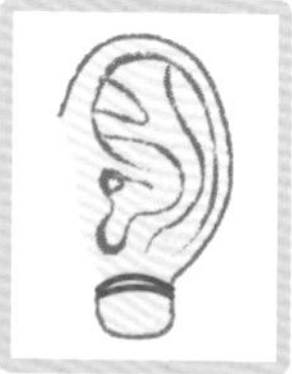

利用耳朵繞橡皮筋刺激耳垂，改善耳朵不適。

＼ 方法1+ ／

按摩耳軟骨

刺激耳軟骨下方區域

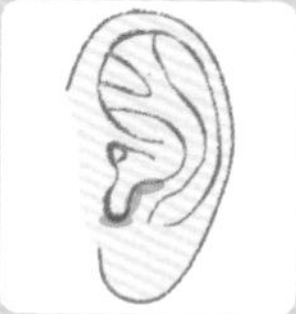

刺激耳軟骨的ⒶⒷⒸ部位。用大拇指和食指用力捏著耳軟骨1秒，然後快速放開。每個位置重複10～20次。

煩惱類別 ⑥

鼻子

鼻炎（花粉症）、鼻塞

☑擴張耳道
☑耳朵繞橡皮筋

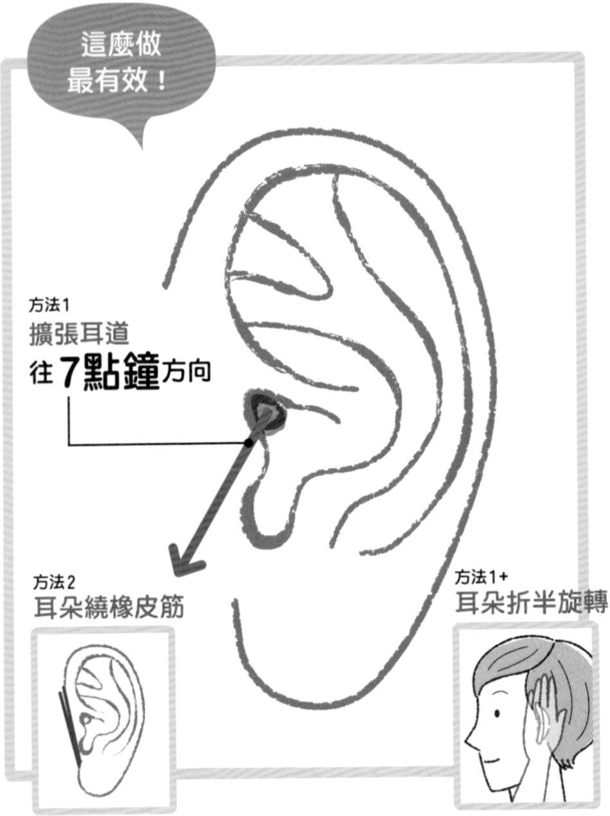

管理肺、大腸等內臟狀況的重要性

由於對花粉、塵蟎及動物毛的過敏、過敏體質、遺傳等原因，近年來愈來愈多人為鼻子問題所苦。**在東洋醫學的概念中，認為想治療鼻炎等症狀，管理肺、大腸等內臟的狀態相當重要。**由於過敏等症狀並非出自於病毒及細菌，而是**自體免疫問題所引起，因此也有機會能靠自己改善。**就讓我們嘗試放鬆耳朵的自我保健方法吧。

方法 **擴張耳道**

1：往7點鐘方向按壓擴張耳道

將小指伸入耳道深處，360度按壓、擴張1分鐘。接著繼續往7點鐘方向按壓、擴張，並維持這個動作20～30秒。

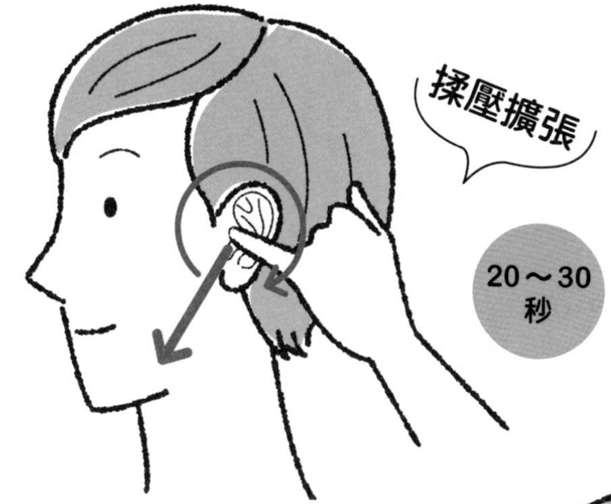

擴張耳道

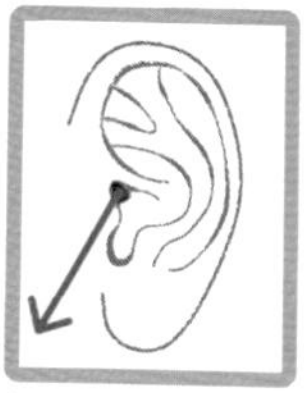

往7點鐘方向拉。

方法 **耳朵繞橡皮筋**

2：用耳朵繞橡皮筋，調整內臟狀態

將橡皮筋纏繞在耳朵根部，能調整全身和內臟的狀態，進而減輕鼻子問題。

耳朵繞橡皮筋

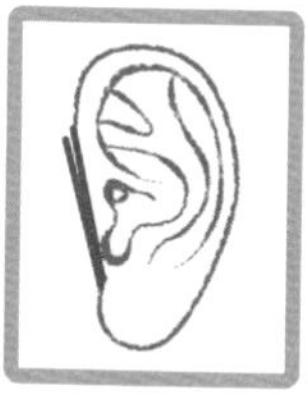

透過將橡皮筋纏繞在耳朵根部，調整內臟狀態。

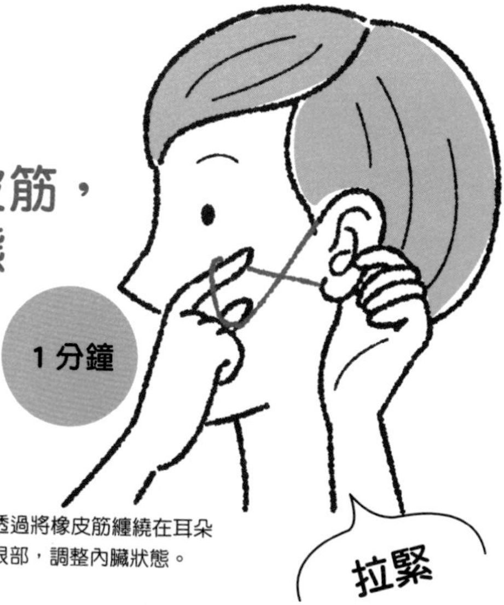

\ 方法1+ /

耳朵折半旋轉

一口氣刺激與鼻炎相關的穴道

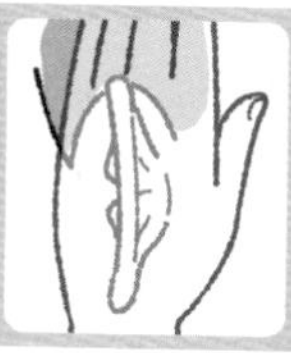

將手指貼在耳朵根部，約從耳朵中心線的位置往前對折一半，並用手掌按著覆蓋。接著將整個耳朵向後轉10次。

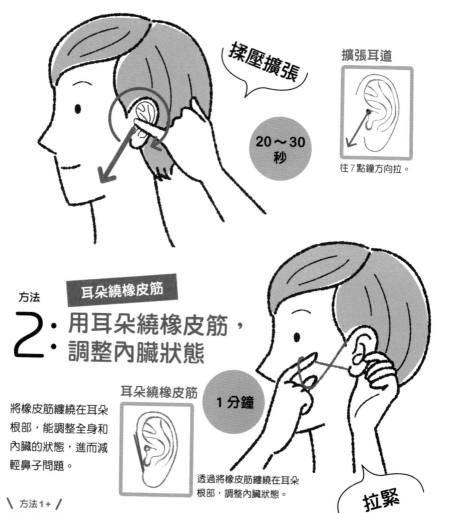

煩惱類別
⑦
喉嚨

喉嚨痛

☑擴張耳道
☑按摩耳軟骨

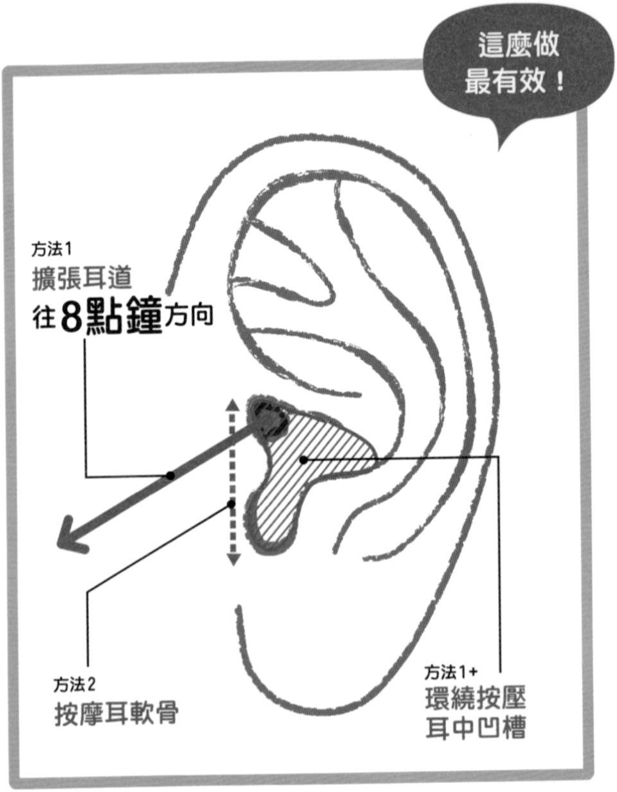

容易喉嚨痛的人應養成放鬆耳朵的習慣作為預防

感冒時，**因病毒和細菌感染所發生的**扁桃腺炎、咽喉炎等，**會導致喉嚨疼痛腫脹。平時喉嚨較脆弱，**容易疼痛的人，以及感冒時容易出現喉部症狀的人，**請試著養成放鬆耳朵的習慣作為預防。**如此一來，便能降低感冒、喉嚨疼痛的頻率。

方法 擴張耳道

1：往8點鐘方向按壓擴張耳道

將小指伸入耳道深處，360度按壓、擴張1分鐘。接著往8點鐘方向按壓、擴張，並維持這個動作20～30秒。

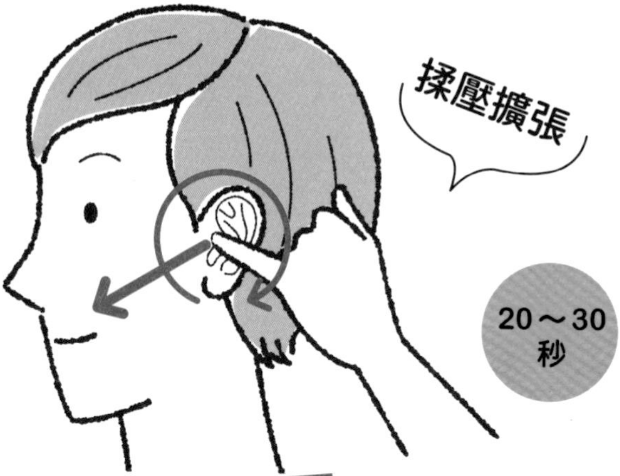

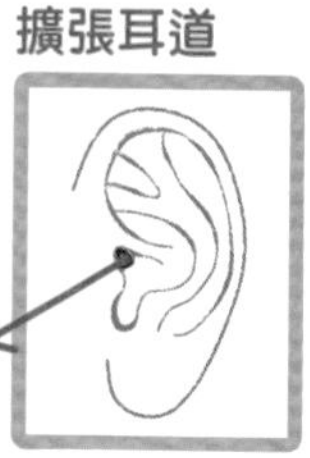

往8點鐘方向拉。

方法 按摩耳軟骨

2：按摩對喉嚨有效果的耳軟骨下方

用大拇指和食指抓住圖示中耳軟骨部位。「用力捏住1秒後快速放開」並有節奏地反覆10～20次。

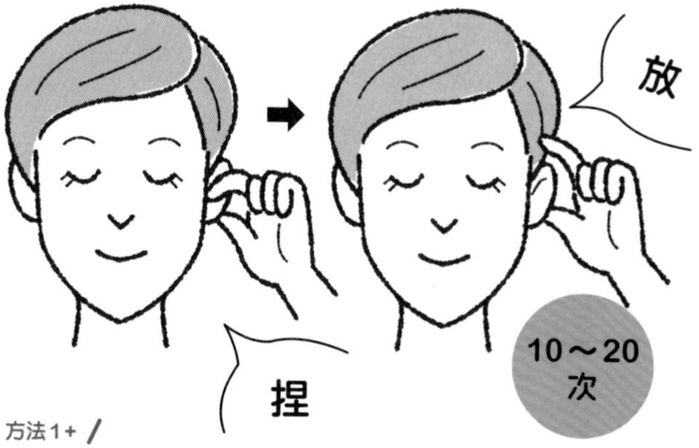

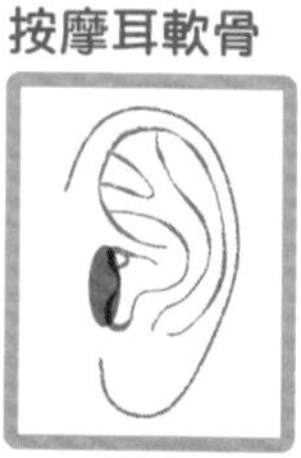

有節奏地刺激圖示中對治療喉嚨的耳軟骨部位。

＼方法1+／

環繞按壓耳中凹槽

對胸部有效果的耳朵下方凹槽

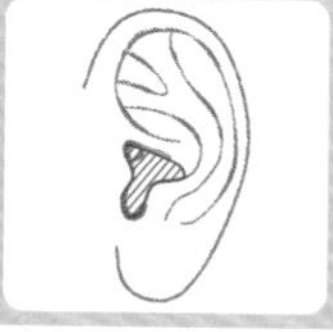

將食指放入圖示中的耳朵凹槽處，向耳朵後方按摩，輕輕刺激整個凹槽1分鐘。

煩惱類別

⑧

頭髮、臉

毛髮稀疏、白髮、圓形禿

☑耳朵繞橡皮筋
☑擴張耳道

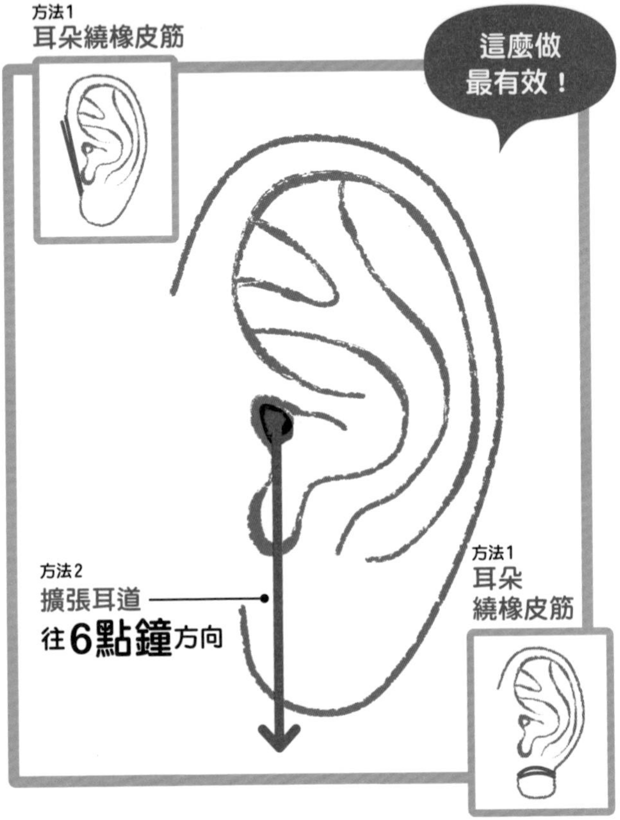

舒緩大腦疲勞，改善頭部血液循環

當頭蓋骨與頭皮之間的筋膜血液循環惡化，將導致營養無法傳遞至髮根，引發毛髮方面的問題。**而造成這種狀況的原因包括平時過度緊張、勞心、壓力導致的大腦疲勞、營養失調、年齡增長和遺傳等。**特別是毛髮稀疏的人，筋膜通常相對較薄，**觸碰後可發現他們的頭皮也較僵硬。**當我們舒緩大腦疲勞，**改善頭部血液循環後，**筋膜的血流量也會一併增加，**使得髮根復甦。**

方法 1：耳朵繞橡皮筋

改善頭部血液循環

將橡皮筋纏繞耳朵根部，促進全身的血液循環。並透過用橡皮筋纏繞耳朵下方，促進頭部血液循環，將營養傳遞至髮根。

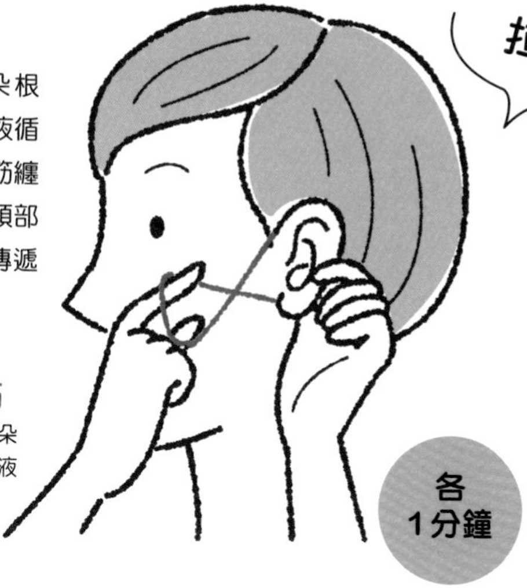

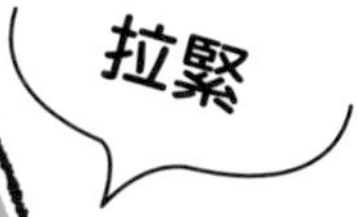

耳朵繞橡皮筋
將橡皮筋纏繞在耳朵根部，改善全身血液循環。

耳朵繞橡皮筋

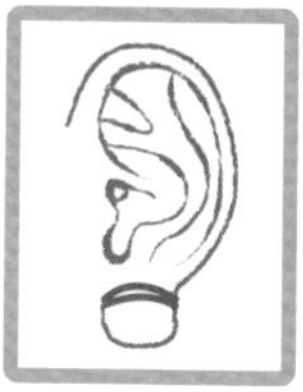

透過將橡皮筋纏繞在耳垂上，改善頭部血液循環。

方法 2：擴張耳道

往6點鐘方向按壓擴張耳道

將小指伸入耳道深處，360度按壓、擴張1分鐘。接著往6點鐘方向按壓、擴張，並維持這個動作20～30秒。

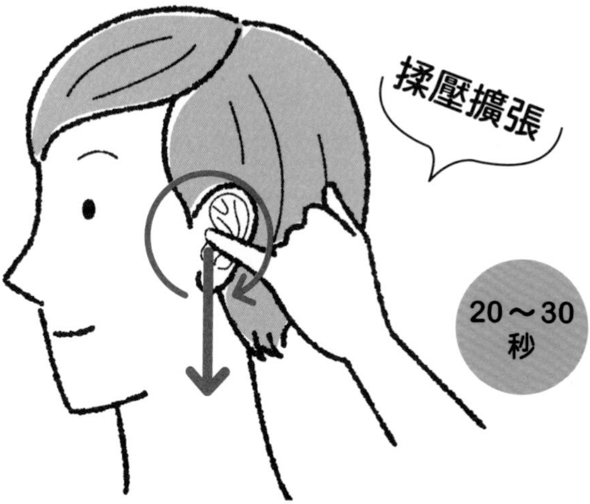

擴張耳道

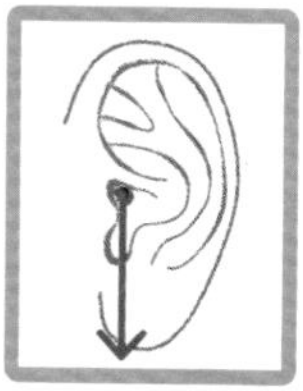

往6點鐘方向拉。

煩惱類別 ⑨

臉部

臉部鬆弛、浮腫

☑擴張耳朵
☑耳朵折半旋轉

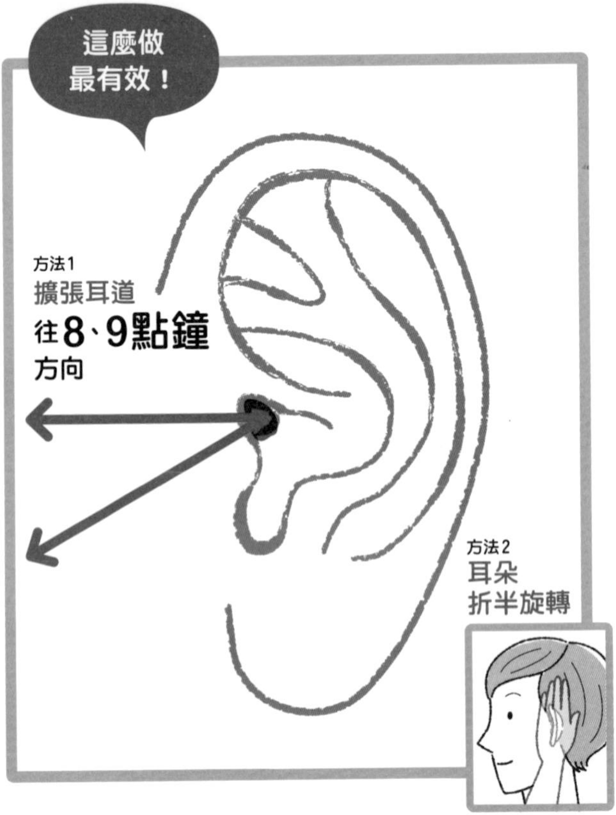

恢復內臟衰退的功能，促進淋巴循環

臉部的下垂與浮腫，**主要的原因來自於年齡增長、過勞、睡眠不足等，導致心臟與腎臟功能衰退。**當內臟功能下降，血液循環就會惡化，水分與淋巴液的代謝能力也會跟著降低，導致臉部容易浮腫、下垂。放鬆耳朵能對內臟功能造成好的影響，且當**促進耳朵周邊淋巴液**與全身淋巴液的循環，**便能改善下垂及浮腫的狀況。**

方法 **擴張耳道**

1：往8、9點鐘方向按壓擴張耳道

將小指伸入耳道深處，360度按壓、擴張1分鐘。接著往8點鐘方向按壓、擴張，並維持動作20～30秒。朝9點鐘方向做相同動作。

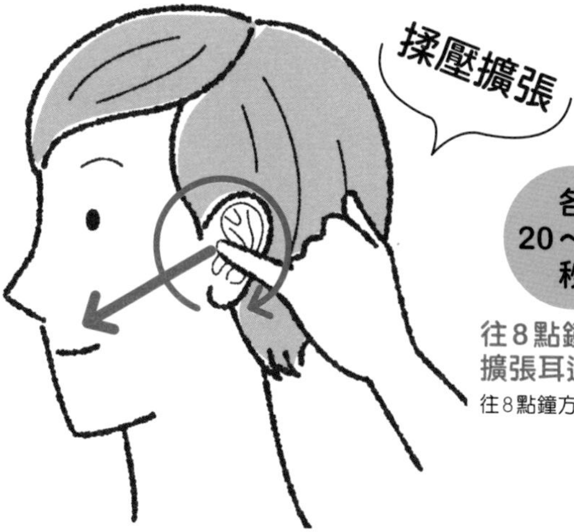

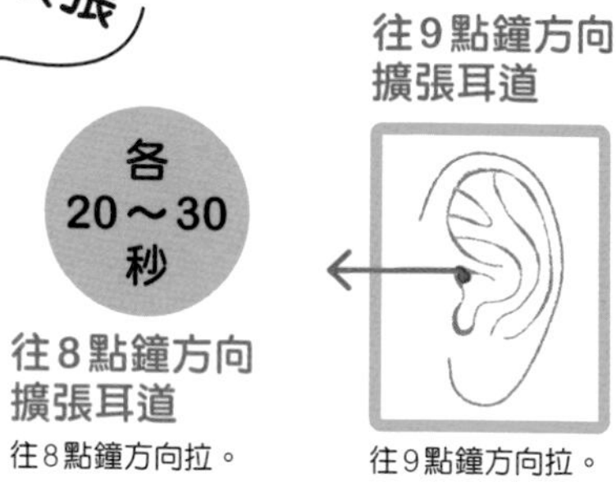

往9點鐘方向
擴張耳道

往8點鐘方向
擴張耳道
往8點鐘方向拉。
往9點鐘方向拉。

方法 **耳朵折半旋轉**

2：可同時刺激頭部的重要穴道

將手指貼在耳朵根部，約從耳朵中心線的位置向前對折一半，並用手掌按壓覆蓋，接著將整個耳朵向後轉10次。

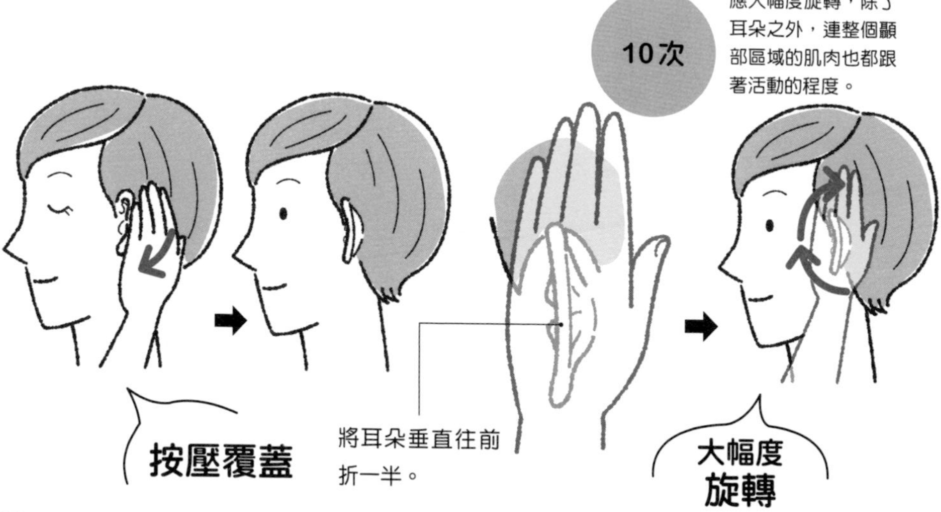

應大幅度旋轉，除了耳朵之外，連整個顳部區域的肌肉也都跟著活動的程度。

煩惱類別

⑩

毛髮、臉

皺紋、法令紋、暗沉、斑

☑ 耳朵繞橡皮筋

☑ 旋轉耳朵

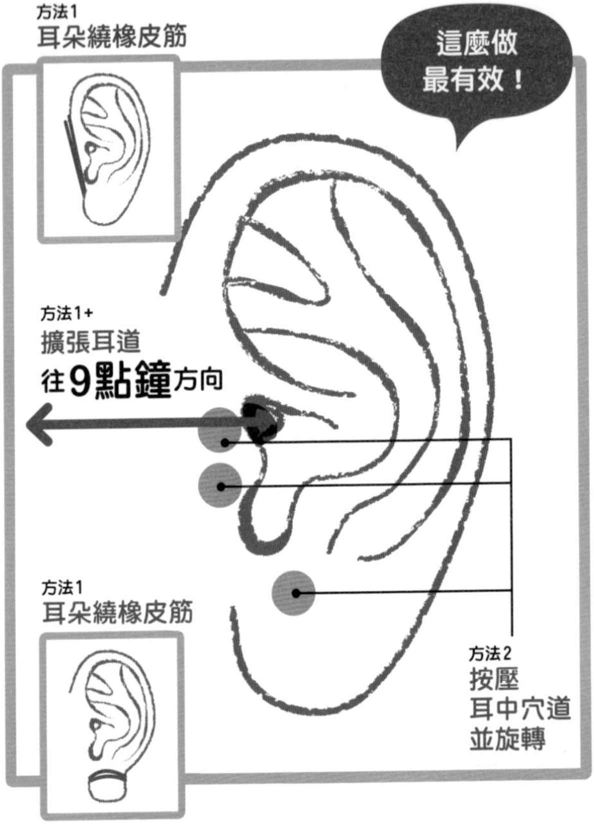

化妝前放鬆耳朵，能夠使臉色更明亮

每個人的臉部肌膚都有著差異。如皮下脂肪較厚的人，就比較不會產生皺紋。此外，**年齡增長及營養失衡**等原因會使營養難以輸送至皮膚，**導致皮膚出現問題。**由於負責運送營養至臉部肌膚的血管會通過耳朵周圍，**刺激耳朵將提升臉部附近的血液循環，使肌膚更具光澤，臉色也會變得更加明亮，**更好上妝。

方法 **耳朵繞橡皮筋**

1：透過耳朵繞橡皮筋，改善頭部血液循環

各做1分鐘

將橡皮筋纏繞耳朵根部，促進全身的血液循環。並透過用橡皮筋纏繞耳朵下方，促進頭部的血液循環，將營養傳遞至髮根。

耳朵繞橡皮筋

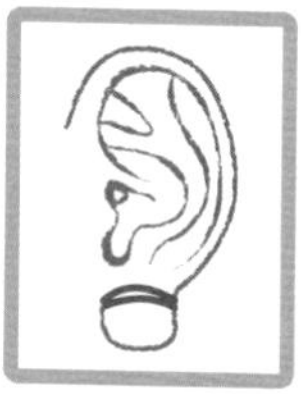

透過將橡皮筋纏繞在耳垂上，改善頭部血液循環。

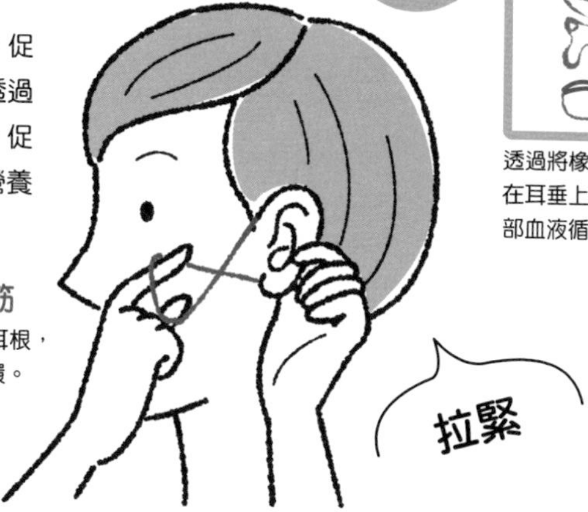

耳朵繞橡皮筋

將橡皮筋纏繞在耳根，改善全身血液循環。

方法 **按壓耳中穴道並旋轉**

2：透過旋轉耳朵，刺激幫助拉提的穴道

請按壓著穴道，將其他手指扶住耳朵。一邊按著穴道，一邊將整個耳朵向後方轉10次。針對耳垂穴道的動作亦同。

按壓耳中穴道並旋轉

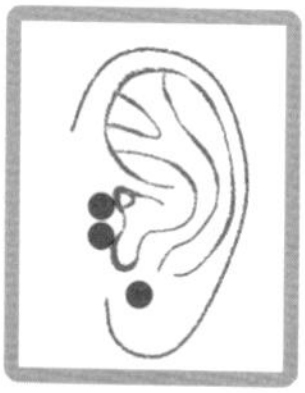

用較容易按壓的指頭確實按壓穴道。

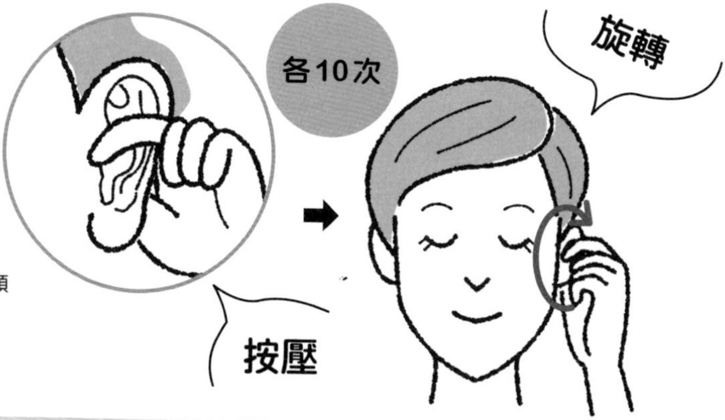

\ 方法1+ /

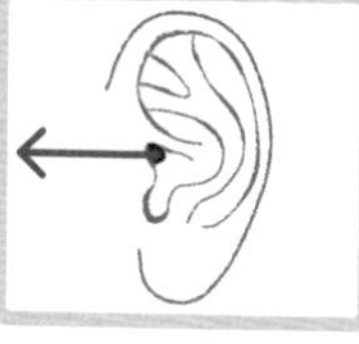

擴張耳道

往9點鐘方向擴張耳道

將小指伸入耳道深處，360度按壓、擴張1分鐘。接著往9點鐘方向繼續按壓、擴張，並維持這個動作20～30秒。

煩惱類別 ⑪

肩頸

頸部僵硬及痠痛、肩膀僵硬、落枕

☑按摩耳軟骨
☑耳朵繞橡皮筋

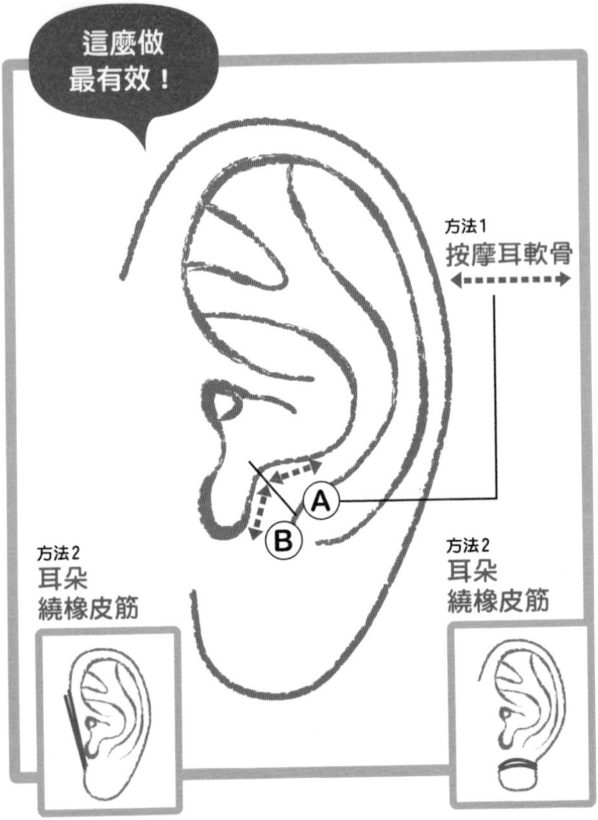

用耳穴按壓術解決現代人的萬病之源

現代人不分老少全都離不開智慧型手機，因此每個人多少都有肩頸僵硬的問題。**症狀嚴重時，**不僅會影響大腦的血液循環，還會引起**失眠、暈眩、耳鳴及頭痛等**各種症狀。**耳朵位在頸部肌肉延長線上，**位於連接大腦的大動脈前方，**是影響大腦血液循環的關鍵。**因此放鬆耳朵所帶來的刺激，也會對**僵硬的肩頸肌肉**與**大腦血液循環帶來良好的影響。**

方法 **按摩耳軟骨**

1 刺激下方耳軟骨上的頭、頸相關穴道

用大拇指和食指抓住耳軟骨Ⓐ處，用力捏住1秒，然後快速放開。並反覆10～20次「用力捏住後快速放開」的動作。針對Ⓑ部位亦相同作法。

按摩耳軟骨

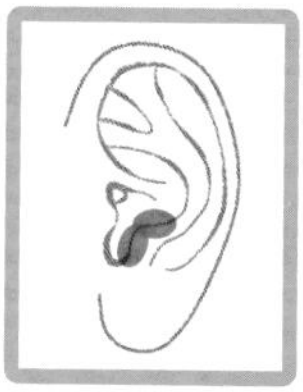

Ⓐ對應頸部、頸椎穴道，Ⓑ對應頭部穴道。反覆「用力捏住1秒，然後快速放開」。

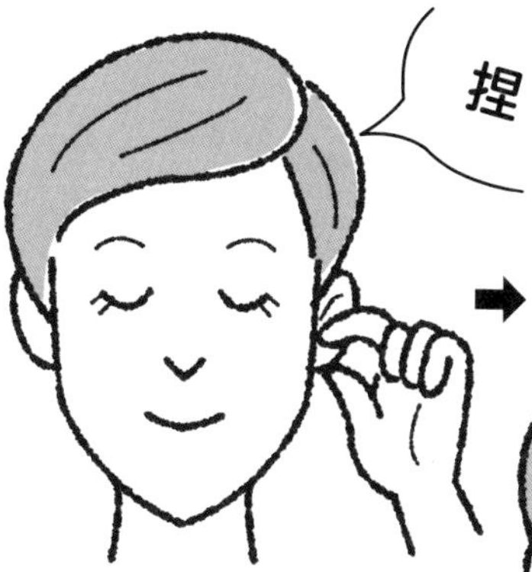

各10～20次

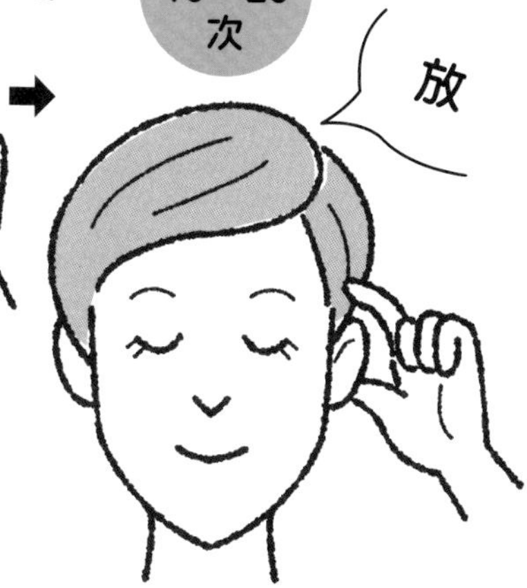

方法 **耳朵繞橡皮筋**

2 在耳朵根部及耳垂繞橡皮筋刺激

用橡皮筋纏繞耳朵根部1分鐘，來調整全身狀態。接著再用橡皮筋纏繞耳垂1分鐘。

各1分鐘

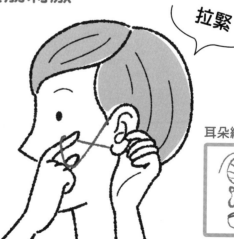

耳朵繞橡皮筋

訣竅在於儘可能纏繞在耳朵根部上。

耳朵繞橡皮筋

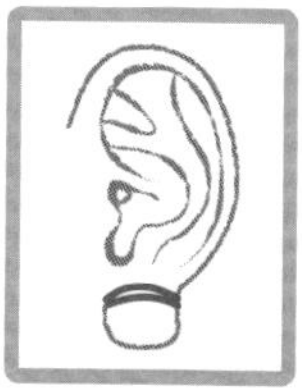

纏繞在與後頸相關聯的耳垂上。

煩惱類別 ⑫

肩頸

五十肩、肩關節疼痛

☑ 按摩耳軟骨
☑ 擴張耳道

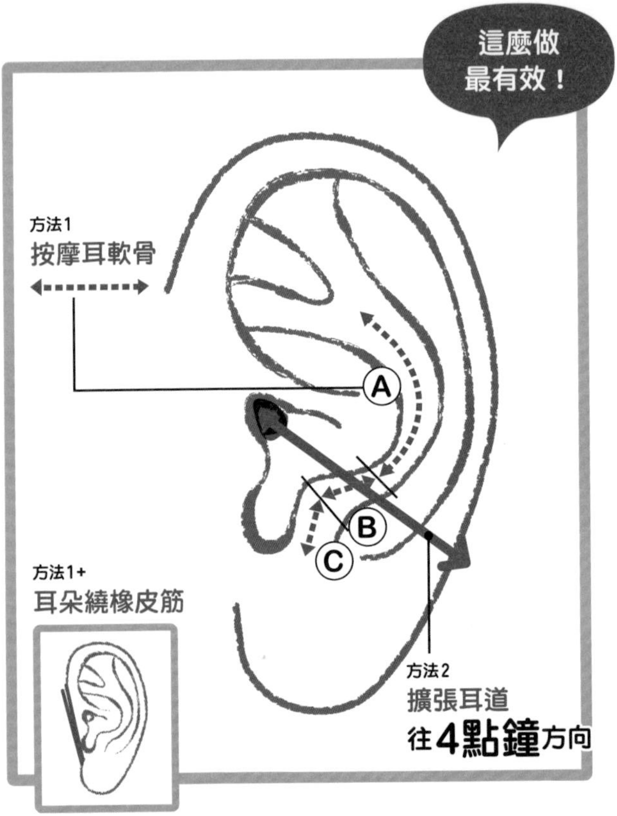

持續放鬆耳朵，緩和令人不適的疼痛

五十肩最常在**青壯年期結束後出現。**但不是所有人都會發病，可說是一種難以解釋的症狀。不過多半的症狀**會隨著時間自然痊癒。**即便如此，當疼痛感強烈時，仍會使生活相當不便，因此就讓我們透過放鬆耳朵來減緩症狀吧。碰撞等原因造成的**外傷性肩關節痛**遲遲未好轉時，只要**有耐心的持續做放鬆操，疼痛也會慢慢減緩。**

方法 按摩耳軟骨

1：按摩耳軟骨，刺激上半身

用大拇指和食指抓住耳軟骨Ⓐ處，用力捏住1秒，然後快速放開。並有節奏地反覆「捏住後快速放開」10～20次。針對ⒷⒸ部位亦同。

按摩耳軟骨

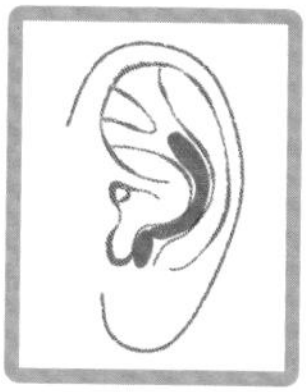

按摩耳軟骨的Ⓐ、Ⓑ、Ⓒ區域，可以刺激胸椎、頸椎、頭部與整個上半身。

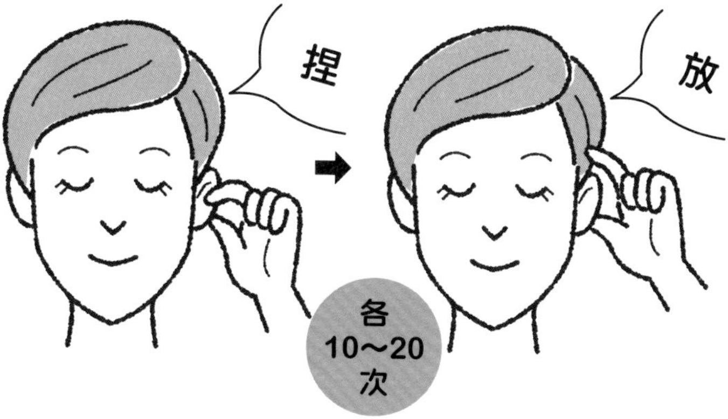

方法 擴張耳道

2：往4點鐘方向按壓擴張耳道

將小指伸入耳道深處，360度按壓、擴張1分鐘。接著往4點鐘方向按壓、擴張，並維持這個動作20～30秒鐘。

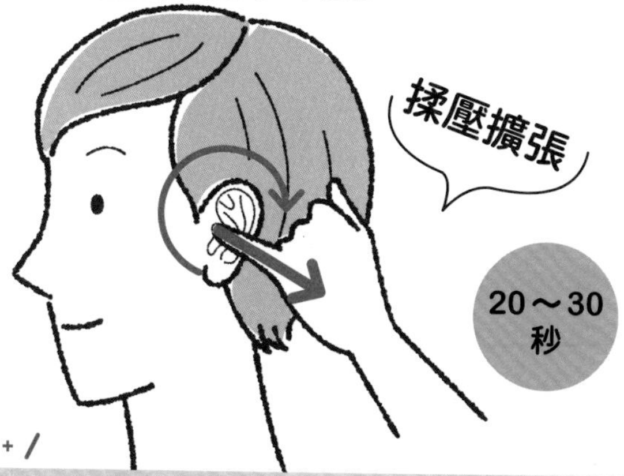

擴張耳道

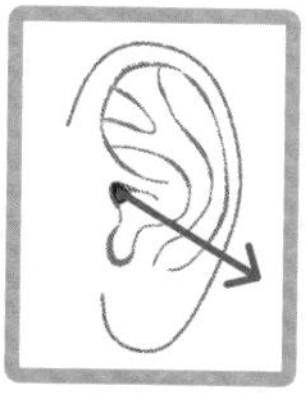

往4點鐘方向拉。

＼ 方法1+ ／

耳朵繞橡皮筋

能調整全身狀態，改善肩膀血液循環

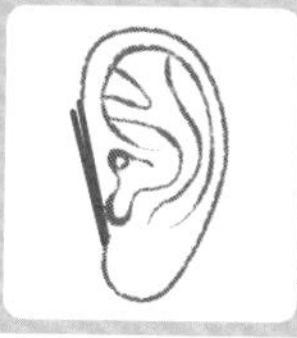

做1分鐘耳朵繞橡皮筋。促進全身血液循環，也能同時讓肩膀周邊血液充分循環。

煩惱類別

⑬

心、自律神經

淺眠、失眠

☑按摩耳軟骨

☑環繞按壓耳中凹槽

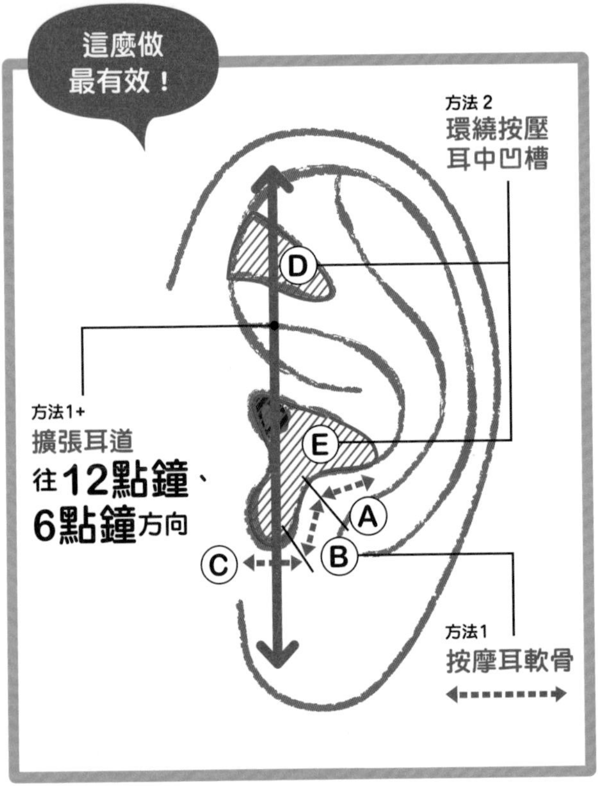

整頓自律神經，校正生理時鐘

壓力、運動不足，以及不規律的生活等原因將導致自律神經失調，**使生理時鐘無法發揮功能**。由於通過耳朵內部的「迷走神經」能舒緩自律神經、產生舒適及放鬆效果，所以請先**旋轉耳朵，做暖身後**，再試著重複**「按摩耳軟骨」**→**「環繞按壓耳中凹槽」**→**「擴張耳道」**的動作。如此一來便能緩解身體的緊繃，更容易入眠。

方法 **按摩耳軟骨**

1：刺激耳軟骨下方，改善頭部狀況

重點刺激耳軟骨下方。用大拇指和食指抓住耳軟骨Ⓐ處，用力捏住1秒，然後快速放開。並有節奏地反覆10～20次。針對ⒷⒸ部位亦同。

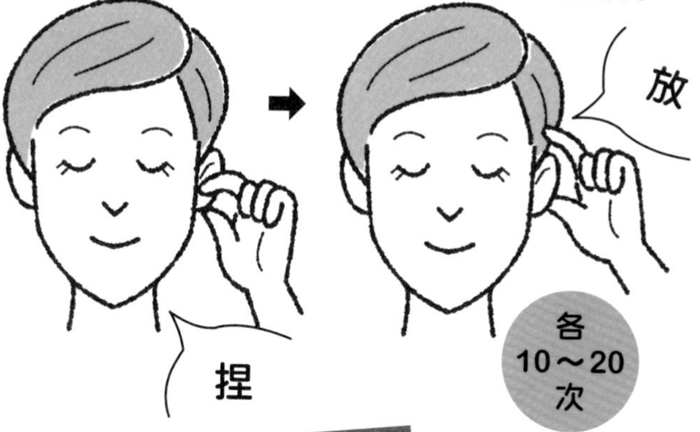

按摩耳軟骨

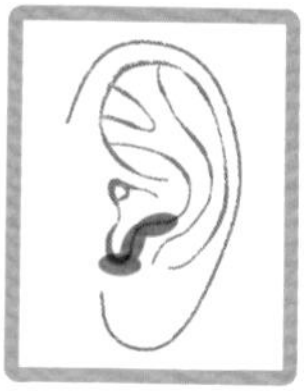

按摩耳軟骨下方位置能刺激頸部、頭部和大腦。

方法 **環繞按壓耳中凹槽**

2：整頓自律神經平衡

將食指放入耳朵凹槽Ⓓ，並朝耳朵後方環繞按壓，刺激整個凹槽1分鐘。Ⓔ處凹槽亦同。

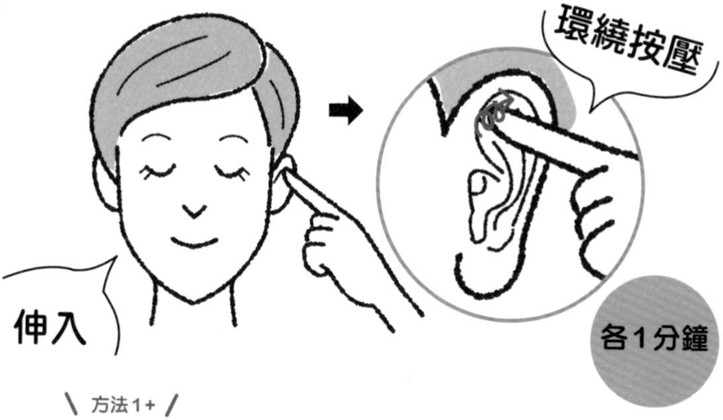

環繞按壓耳中凹槽

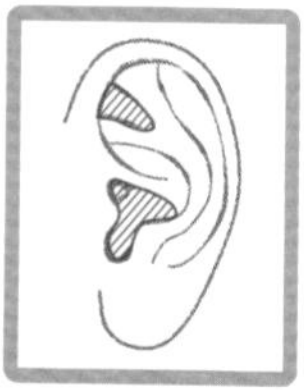

按摩上半部的耳朵凹槽，對調整自律神經特別有效果。

\ 方法1+ /

擴張耳道

以較輕力道擴張耳道

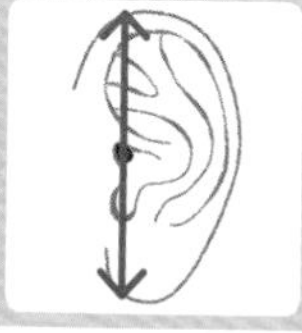

將小指伸入耳道，360度按壓、擴張整個耳道1分鐘。接著往12點鐘方向按壓、擴張20～30秒，接著再朝6點鐘方向按壓、擴張。請以比平常更輕的力道執行。

煩惱類別

⑭

心、
自律神經

焦躁、情緒起伏

☑按摩耳軟骨
☑環繞按壓耳中凹槽

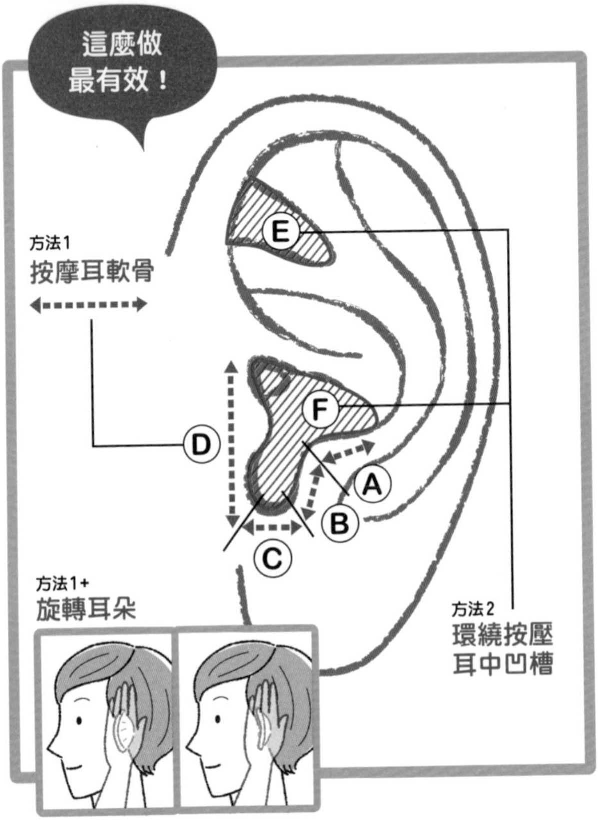

緩解交感神經緊張

交感神經緊張可能是因壓力、過勞、慢性疲勞等原因所引起。當我們在活動時，自律神經中的交感神經將處於優位。就讓我們來試試**緩解交感神經緊張的方法吧。**在放鬆肩膀、大口吐氣後進行將更具效果。**當感到煩躁、情緒低落時，**請立刻**執行，並找出對自己來說最具效果的方法，**之後便可優先執行該方法。當方法奏效，將促進血液循環，讓身體變得暖和。

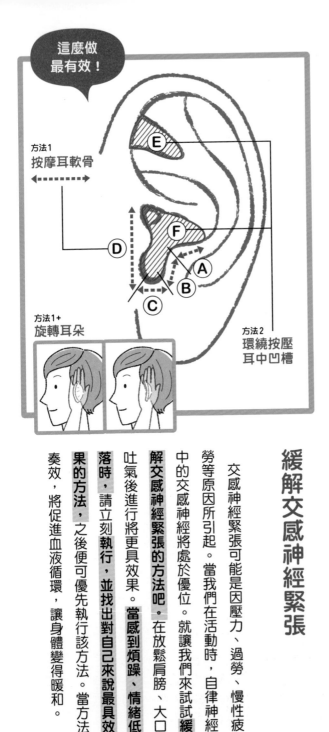

方法 **按摩耳軟骨**

1：刺激頸部以上部位

刺激對頸部上方部位有功效的4個軟骨部位。用大拇指和食指抓住耳軟骨A處，用力捏住1秒，然後快速放開。並有節奏地反覆10～20次。針對ⒷⒸⒹ部位亦同。

按摩耳軟骨

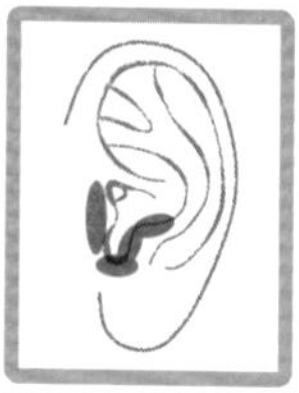

有節奏地刺激對頸部、頭部、大腦、耳朵、鼻子、喉嚨具有功效的軟骨部位。

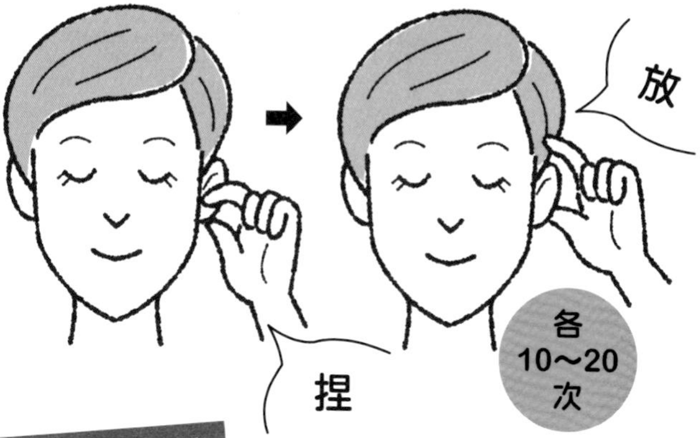

方法 **環繞按壓耳中凹槽**

2：整頓自律神經及內臟狀況

將食指放入耳朵凹槽Ⓔ，並朝耳朵後方環繞按壓，刺激整個凹槽1分鐘。Ⓕ處凹槽亦同。

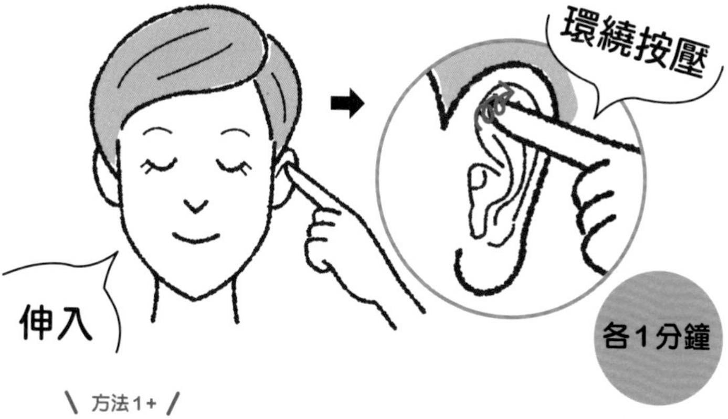

環繞按壓耳中凹槽

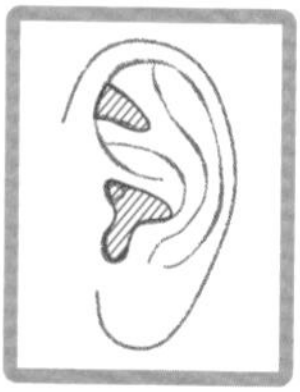

按壓刺激對自律神經及胸部臟器有功效的耳中凹槽。

\ 方法1+ /

旋轉耳朵

確實刺激耳朵穴道

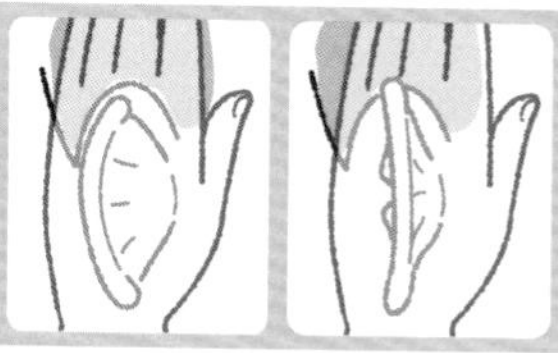

折耳旋轉與耳朵折半旋轉各做10次後，將能提升血液循環，讓身體暖和。

煩惱類別

⑮

心、
自律神經

無法排解不安、恐慌症

☑按摩耳軟骨
☑環繞按壓耳中凹槽

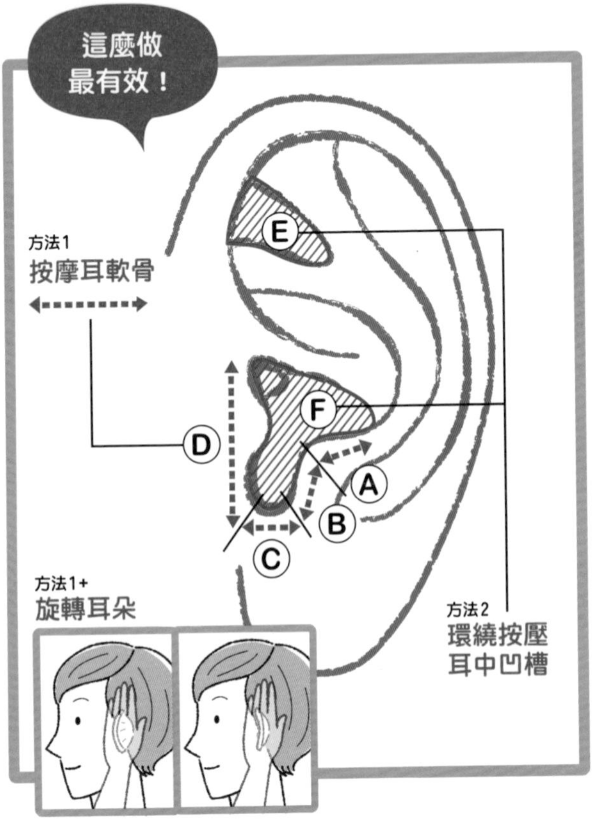

放鬆耳朵時，需同時注意呼吸

「無法排解不安」、「恐慌症」可說是憂鬱症的前兆。**由於交感神經處於十分緊繃的狀態，會導致呼吸變淺。**請在操作耳穴按壓術之前，先試著反覆慢慢吐氣吧。如此一來，便能鬆開因交感神經緊繃導致僵硬的全身肌肉，提升耳穴按壓術的效果。由於睡前特別容易恐慌症發作，**所以請在晚餐後，較穩定的狀態下操作。**

方法 **1**

按摩耳軟骨

刺激頸部以上部位

刺激對頸部上方部位有功效的4個軟骨部位。用大拇指和食指抓住耳軟骨A處，用力捏住1秒，然後快速放開。並有節奏地反覆10～20次。針對ⒷⒸⒹ部位亦同。

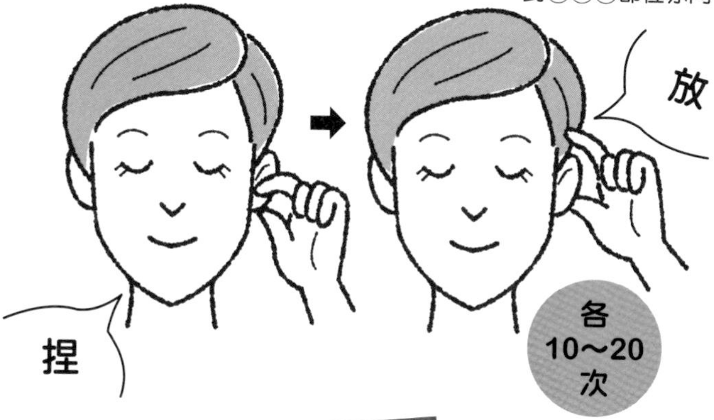

按摩耳軟骨

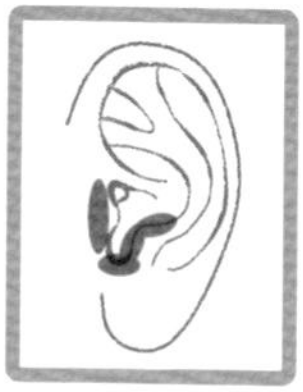

有節奏地刺激對頸部、頭部、大腦、耳朵、鼻、喉嚨有功效的軟骨部位。

方法 **2**

環繞按壓耳中凹槽

整頓自律神經及內臟狀況

將食指放入耳朵凹槽Ⓔ，並朝耳朵後方環繞按壓，刺激整個凹槽1分鐘。Ⓕ處凹槽亦同。

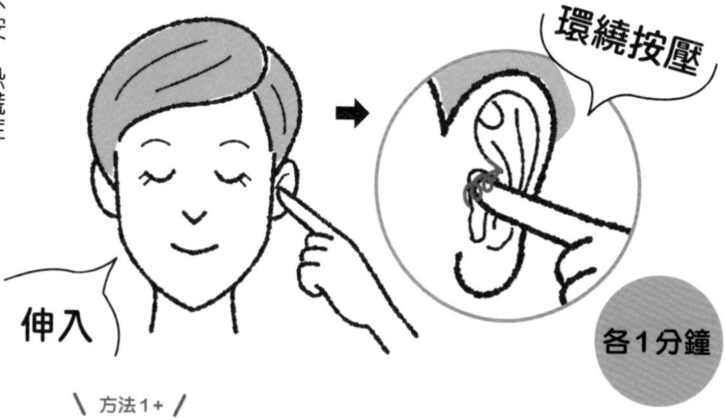

環繞按壓
耳中凹槽

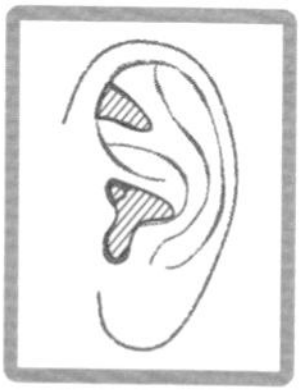

按壓刺激對自律神經及胸部臟器有功效的耳中凹槽。

\ 方法1+ /

旋轉耳朵

確實刺激耳朵穴道

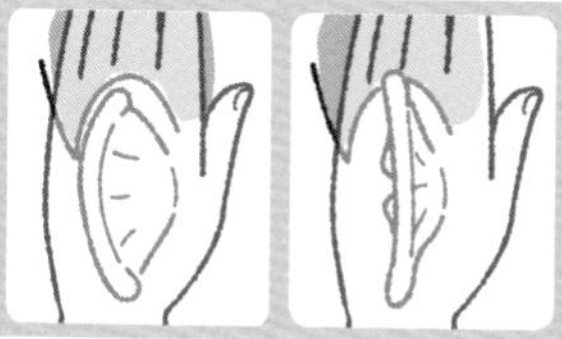

折耳旋轉與耳朵折半旋轉各做10次後，將使副交感神經處於優位，更容易放鬆。

煩惱類別

⑯

心、自律神經

過食、食慾失調

☑按摩耳軟骨

☑環繞按壓耳中凹槽

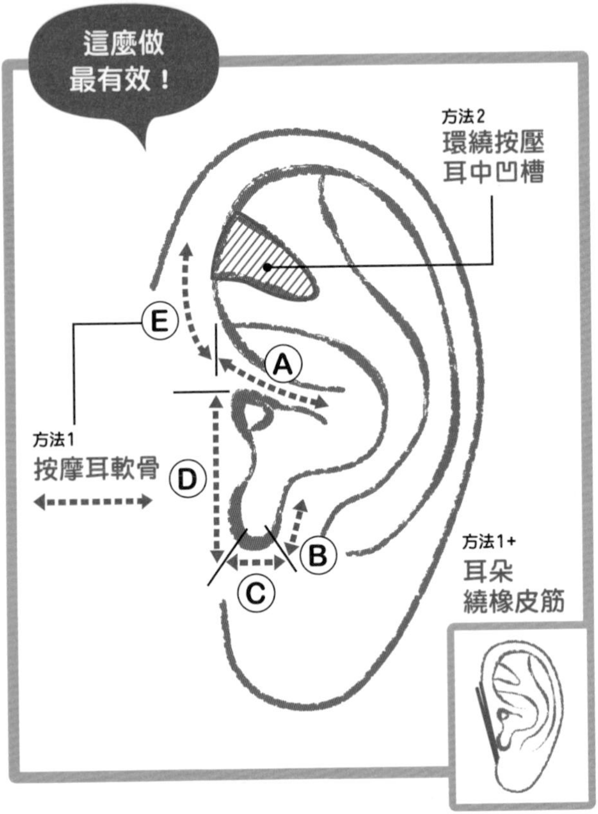

從事讓精神狀態穩定的方法

雖然可能引發過食的原因繁多，如心理層面、社會層面、家庭問題等複合的壓力及減肥後遺症、情緒不穩等，但**若有以暴飲暴食調適心情的習慣，則必須多留意。**由於過食可能是由多重原因所引發，症狀通常會經過一段時間後才會出現。因此**就讓我們持之以恆地放鬆耳朵，穩定精神狀態吧。**只要養成習慣，就能防止症狀惡化，也能慢慢轉換心情。

方法 **按摩耳軟骨**

1：用按摩耳軟骨刺激頭部與腹部

用大拇指和食指抓住耳軟骨Ⓐ處，用力捏住1秒，然後快速放開。並有節奏地反覆10～20次。針對ⒷⒸⒹⒺ部位亦同。

按摩耳軟骨

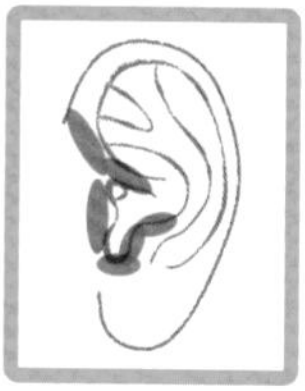

按摩對頭部、上腹、下腹有功效的耳軟骨部位。

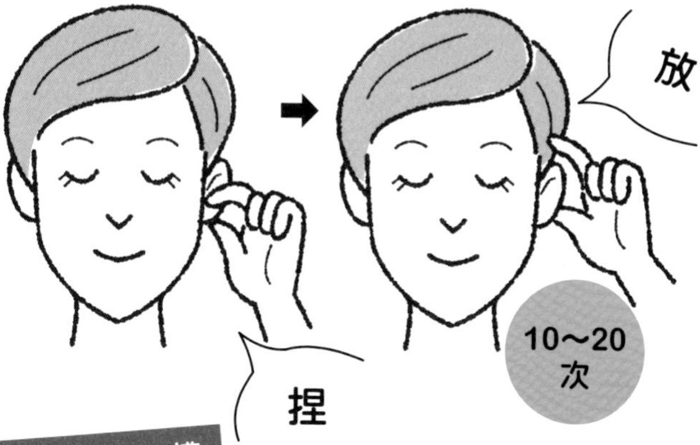

方法 **環繞按壓耳中凹槽**

2：調整自律神經平衡

將食指放入圖示耳朵凹槽處，並朝耳朵後方環繞按壓，刺激整個凹槽1分鐘。

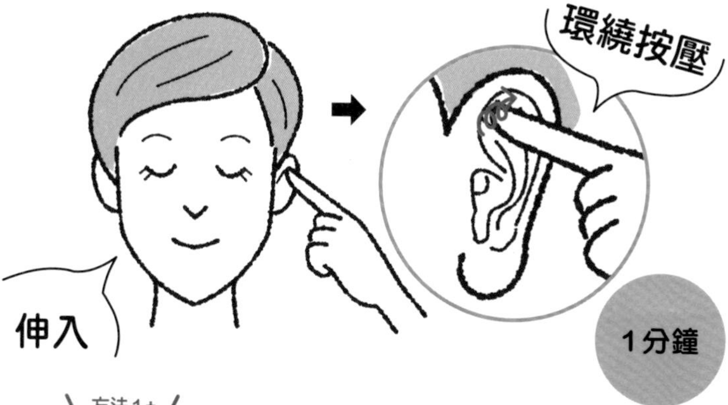

環繞按壓耳中凹槽

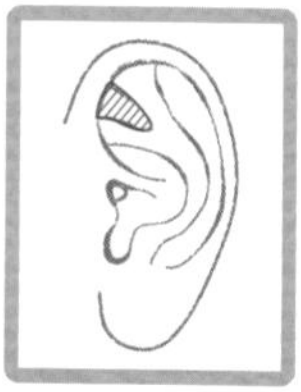

按摩上半部的耳朵凹槽，有調整自律神經的效果。

\ 方法1+ /

耳朵繞橡皮筋

透過調整全身，抑制過度旺盛的食慾

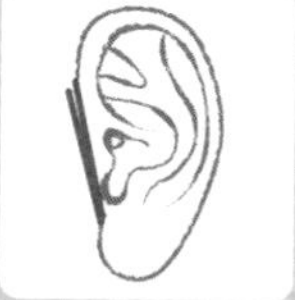

耳朵繞橡皮筋能調整全身狀況，因此也有助於穩定食慾的功效。請操作1分鐘。

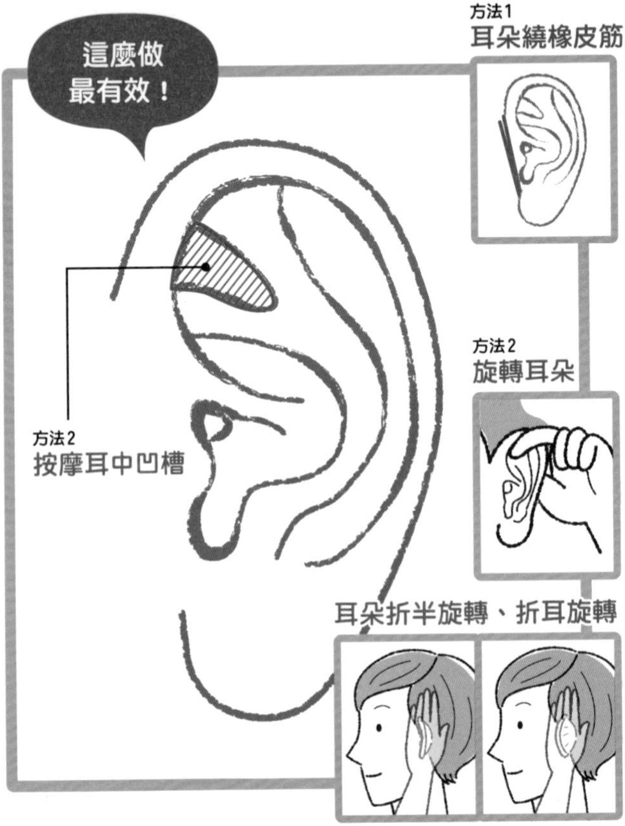

煩惱類別 ⑰

心、自律神經

多汗、臉潮紅

☑耳朵繞橡皮筋
☑旋轉耳朵

當無法順利調節體溫時，應整頓自律神經平衡

自律神經負責調節體溫。但當交感神經處於緊張狀態，以及下半身血液循環變慢導致血液集中在上半身時，就會使臉部潮紅、大量流汗，與「頭寒足熱」的健康狀態正好相反。**讓我們養成耳朵繞橡皮筋的習慣，**在有空檔時按壓耳中凹槽並旋轉耳朵，放鬆緊繃狀態，**改善全身血液循環，整頓自律神經吧。**

方法

1：改善全身血液循環

耳朵繞橡皮筋

透過耳朵繞橡皮筋改善全身血液循環，讓集中在上半身的血液在全身順暢循環，便能改善潮紅和多汗的症狀。

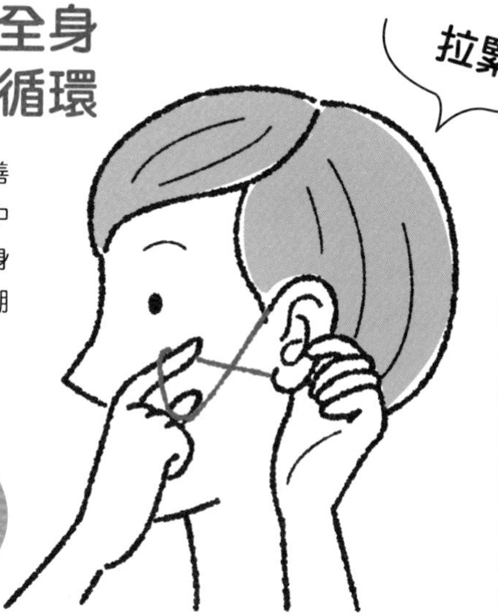

1分鐘

耳朵繞橡皮筋

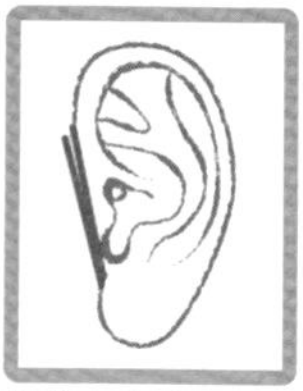

將橡皮筋纏繞在耳朵根部，並維持1分鐘。

方法

2：按壓耳中凹槽同時旋轉耳朵

按壓耳中凹槽並旋轉

按住對調整自律神經有效的耳朵凹槽，做旋轉耳朵、耳朵折半旋轉，和折耳旋轉各10次。除了刺激穴道，還能同時改善血液和淋巴液循環。

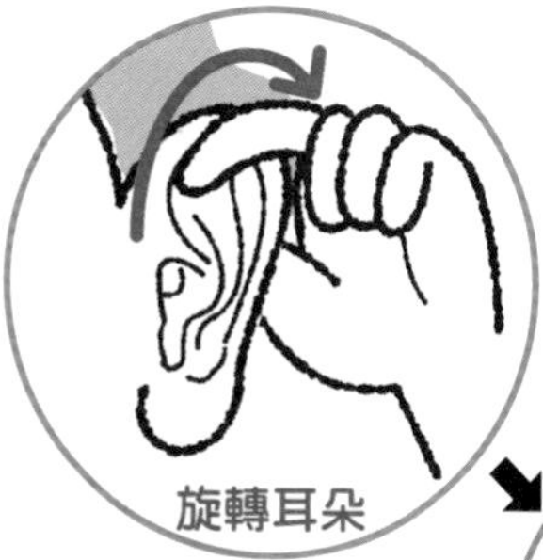

各10次

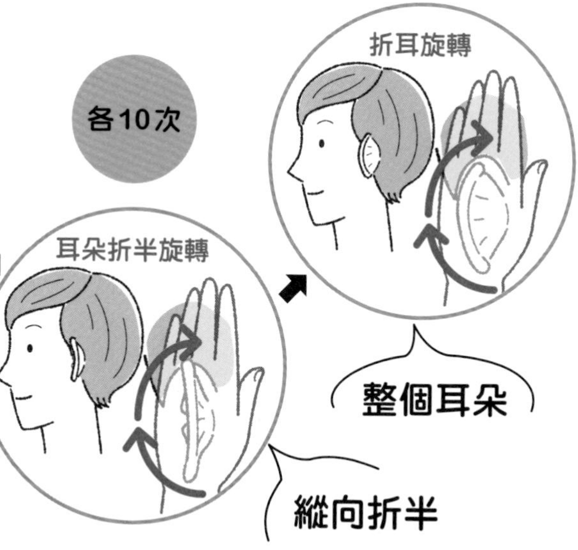

按摩耳朵凹槽

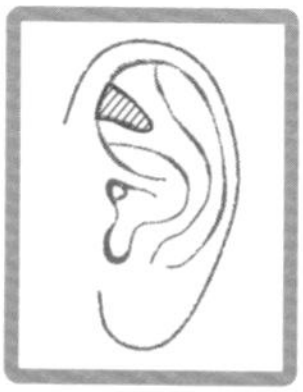

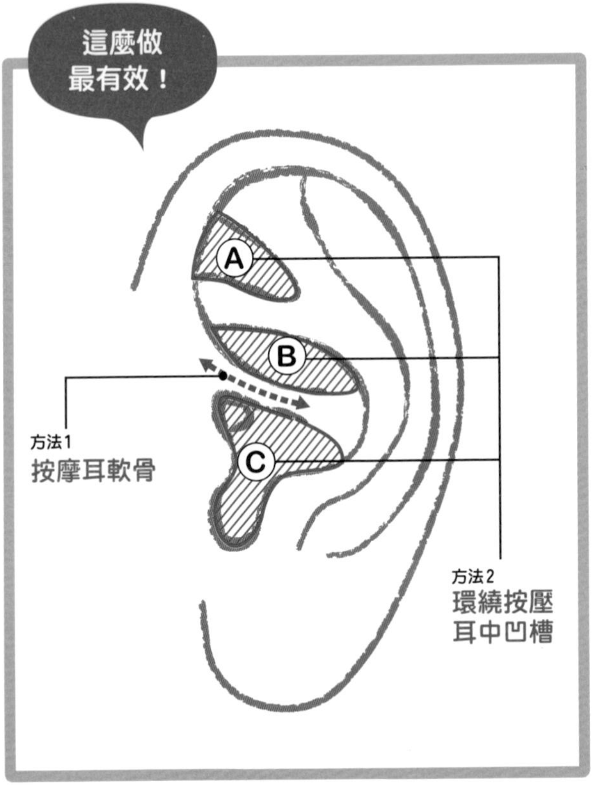

煩惱類別
⑱

心、
自律神經

胃食道逆流

☑按摩耳軟骨
☑環繞按壓耳中凹槽

比起消化系統，胃食道逆流更常出自於不安的情緒

胃食道逆流常發生在有工作與人際關係上的壓力、**難以解決的煩惱**，以及**為家庭關係煩惱的人**身上。從東洋醫學的角度來看，認為胃食道逆流出自於心裡的難受與苦悶。因此**比起針對消化系統治療，更傾向以輕度憂鬱症狀**來訂定改善方向。一般人每天只需做1～2次的耳穴按壓術。但**有胃食道逆流症狀者，只要想到時就能做。**

方法

按摩耳軟骨

1 對上腹有功效的耳軟骨按摩

用大拇指和食指抓住圖示的耳軟骨部分。「用力捏住 1 秒後快速放開」並有節奏地反覆 10～20 次。

按摩耳軟骨

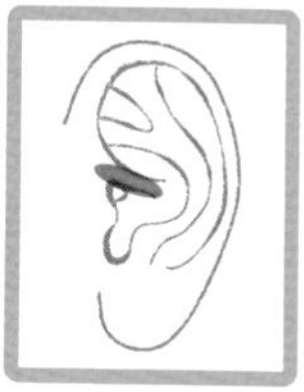

圖示部分為對上腹具有功效的耳軟骨部位。

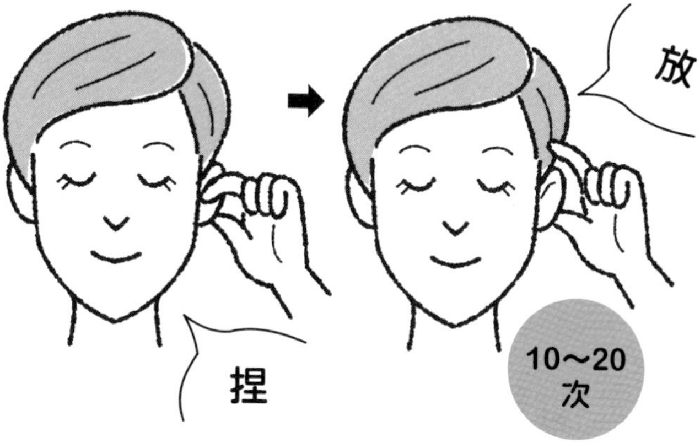

方法

環繞按壓耳中凹槽

2 刺激自律神經和內臟

環繞按壓、刺激能調整自律神經的耳朵凹槽Ⓐ、調整腹部狀況的凹槽Ⓑ，以及調整胸部狀況的凹槽Ⓒ各 1 分鐘。

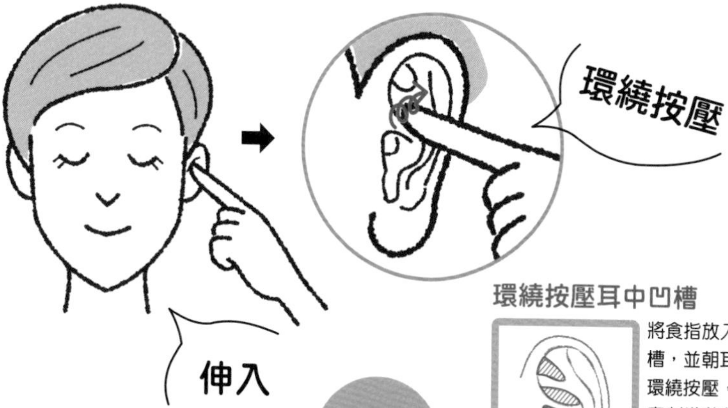

環繞按壓耳中凹槽

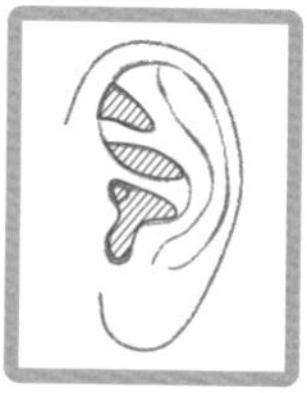

將食指放入耳朵凹槽，並朝耳朵後方環繞按壓，輕輕按摩刺激整個凹槽 1 分鐘。

煩惱類別

⑲

心、自律神經

喘、心律不整

☑環繞按壓耳中凹槽
☑旋轉耳朵

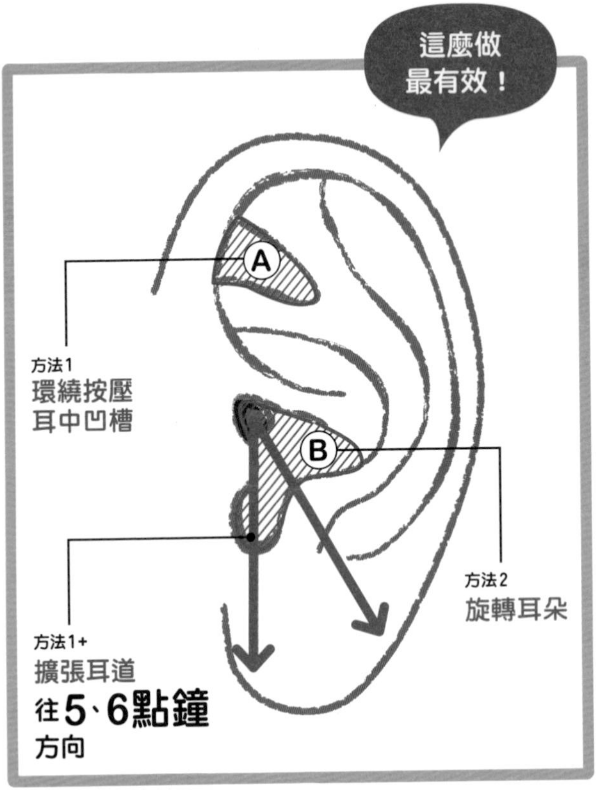

可能為壓力所導致，活化迷走神經減輕症狀

耳穴按壓術適用非源自於心臟，而是由壓力等**精神方面的原因所導致的心律不整。**在放鬆耳朵時，同時深呼吸將更具效果。當習慣放鬆耳朵後，將活化經過耳朵的迷走神經，降低喘、心律不整的頻率。有些人也會在遇到令人緊張的狀況，**快要感到心律不整時，**立刻**「環繞按壓耳中凹槽」**來預防。

方法

1：改善自律神經調節功能

環繞按壓耳中凹槽

將食指放入耳朵凹槽Ⓐ，並朝耳朵後方環繞按壓，輕輕按摩刺激整個凹槽1分鐘。

環繞按壓
耳中凹槽

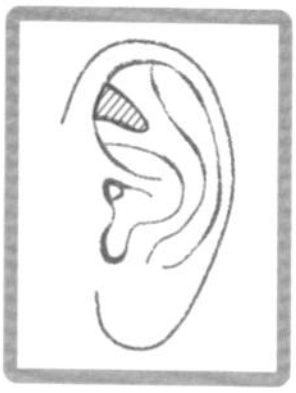

按摩耳中凹槽Ⓐ，具有調節自律神經的功效。

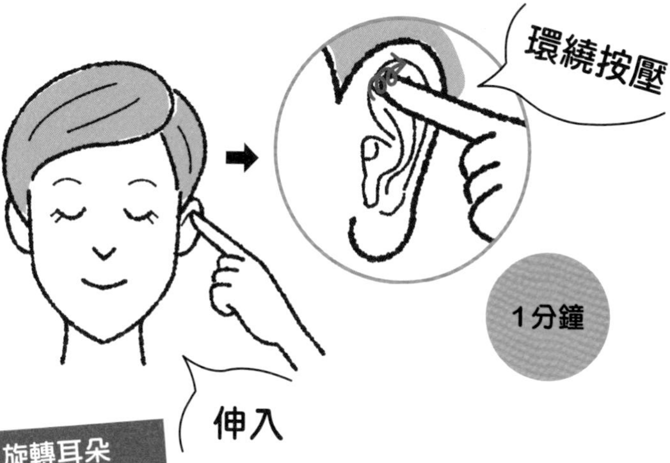

方法

2：按住耳朵凹槽Ⓑ旋轉耳朵

旋轉耳朵

用手指按住對胸部、內臟有功效的耳朵凹槽Ⓑ，其他手指扶著耳朵，將整個耳朵向後轉10次。

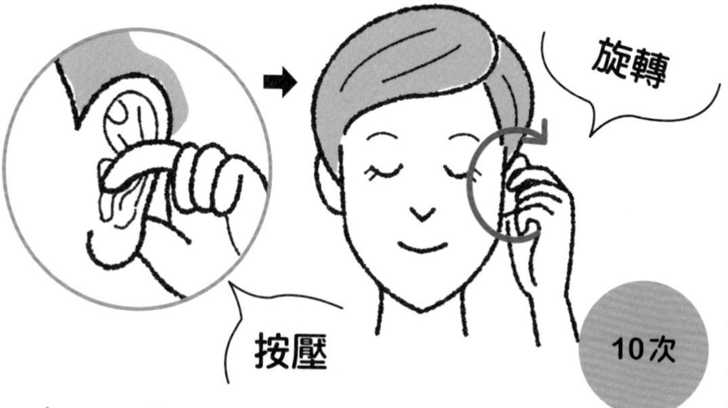

旋轉耳朵

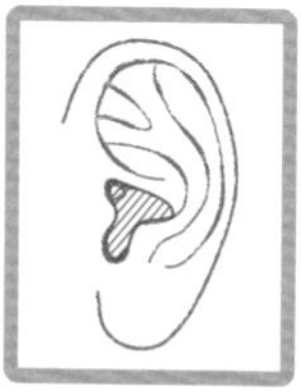

按著耳朵凹槽Ⓑ，以能活動到整個顳部區域肌肉的力道旋轉。

＼方法1+／

擴張耳道

往5、6點鐘方向下壓耳道

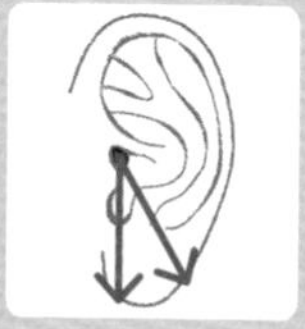

將小指伸入耳道深處，往5點鐘方向下壓，並按壓、擴張20～30秒。接著朝6點鐘方向做一樣的動作。

煩惱類別

⑳

心、自律神經

胃痛、胃脹

☑ 擴張耳道

☑ 按摩耳軟骨

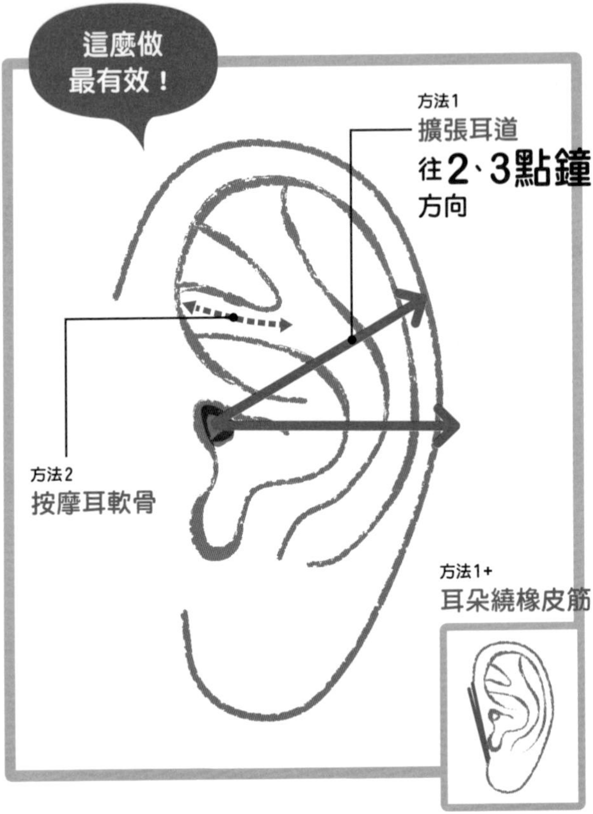

除了暴飲暴食外，也可能由生活壓力所導致

腸胃功能由自律神經所控制。雖然胃痛多為胃酸過多所引起，但容易導致自律神經失調的生活壓力、年齡增長等也是一大要因。據說約莫半數以上的日本人都自認胃不好。**而與胃和胰臟相對應的穴道位在耳道正上方的軟骨上。**只要養成放鬆此部位的習慣，如此便能達到預防效果。

方法1：往2、3點鐘方向按壓擴張耳道

擴張耳道

將小指伸入耳道深處，360度按壓、擴張1分鐘。接著往2點鐘方向按壓、擴張，並維持這個動作20～30秒。3點鐘方向亦同。

擴張耳道

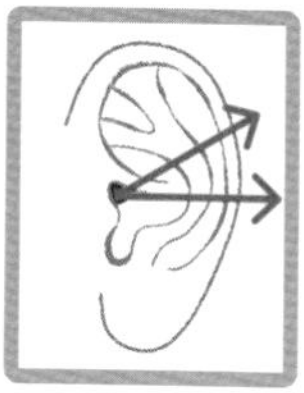

往2、3點鐘方向拉。

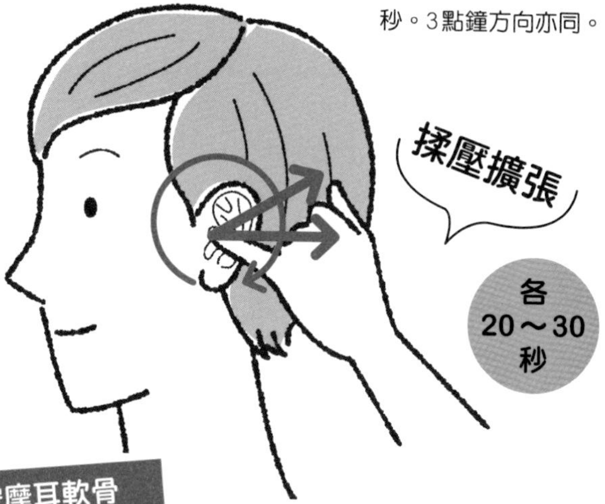

方法2：按摩耳軟骨，刺激腹部

按摩耳軟骨

用大拇指和食指抓住圖示中耳軟骨部位。「用力捏住1秒，然後快速放開。」並有節奏地反覆10～20次。

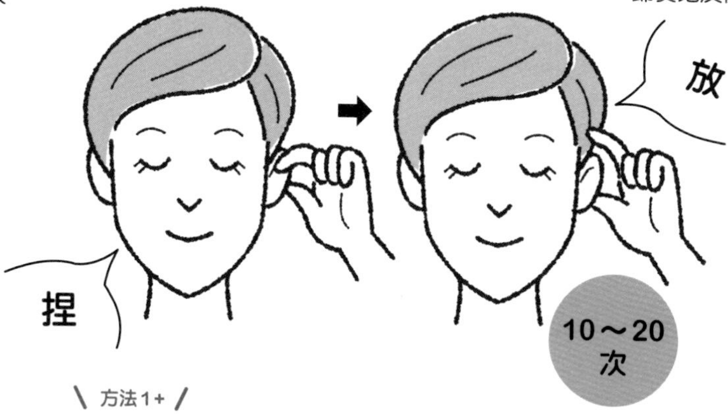

按摩耳軟骨

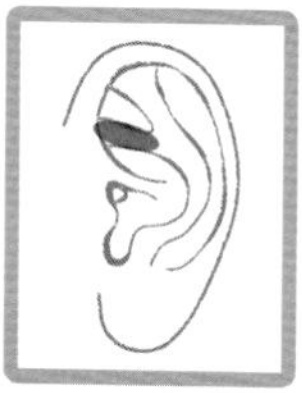

圖示中的耳軟骨部位對應至腹部。若養成按摩習慣，將帶來預防效果。

\ 方法1+ /

耳朵繞橡皮筋

將橡皮筋纏繞在耳朵根部

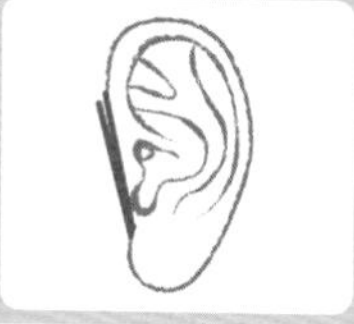

吃飯時將橡皮筋纏繞在耳朵根部，能夠預防胃痛。但請將操作時間控制在10分鐘以內。

煩惱類別

㉑

腸胃

反胃、火燒心

☑擴張耳道
☑按摩耳軟骨

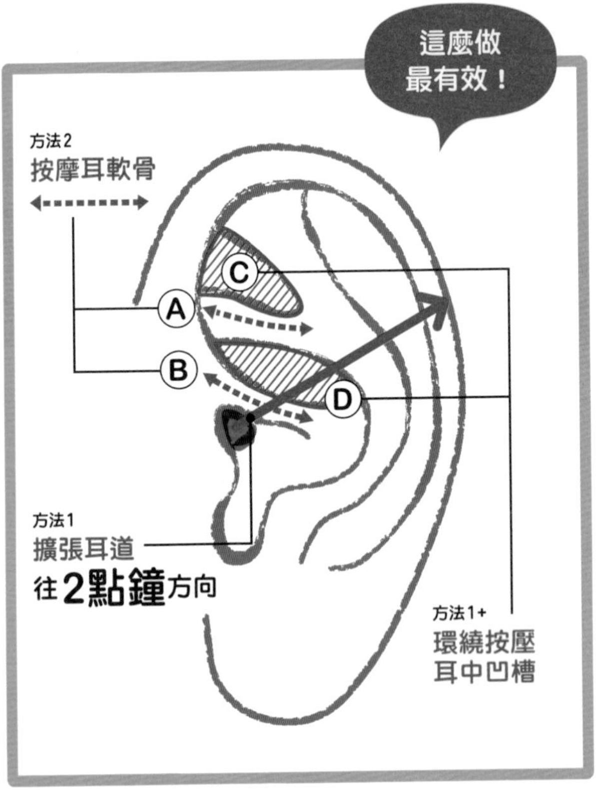

飯前飯後放鬆耳朵，調整胃部狀況

反胃及火燒心為胃酸過多的症狀，是由胃酸逆流所引發。由於胃酸具強酸性，當胃中沒有食物時，胃酸就會傷到胃本身。空腹時之所以會感到胃痛及反胃，原因就在於胃酸分泌過多。**胃會受自律神經影響，**因此當症狀較嚴重時，必須重新審視飲食、生活習慣。建議可以**在飲食前後放鬆耳朵。**

方法 **擴張耳道**

1：往2點鐘方向按壓擴張耳道

將小指伸入耳道深處，360度按壓、擴張1分鐘。接著往2點鐘方向按壓、擴張，並維持這個動作20～30秒。

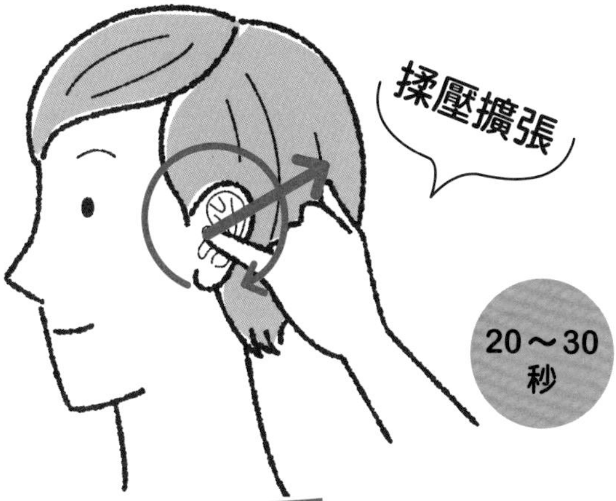

擴張耳道

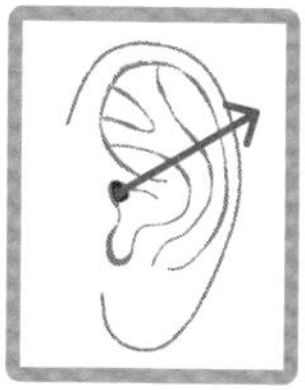

往2點鐘方向拉。

方法 **按摩耳軟骨**

2：按摩耳軟骨，刺激腹部和上腹

用大拇指和食指抓住耳軟骨Ⓐ處，用力捏住1秒，然後快速放開。並反覆10～20次「用力捏住後快速放開」的動作。針對Ⓑ部位亦為相同作法。

按摩耳軟骨

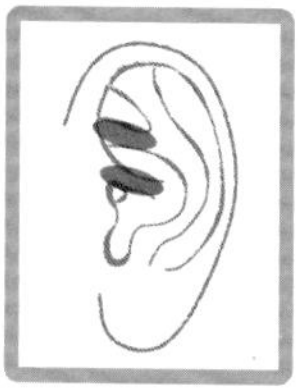

耳軟骨Ⓐ處可刺激腹部，Ⓑ處可刺激上腹。

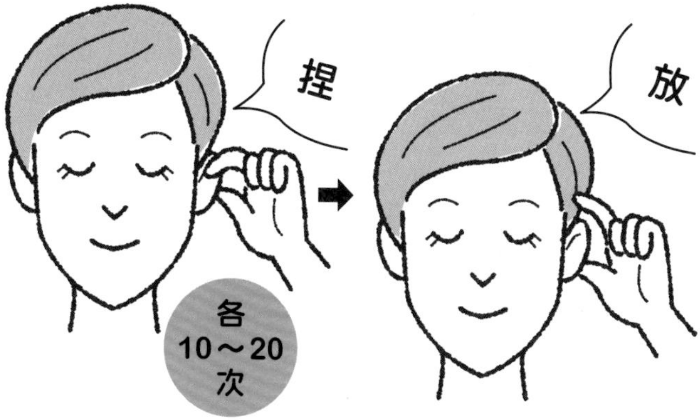

＼ 方法1+ ／

環繞按壓耳中凹槽

刺激自律神經和腹部

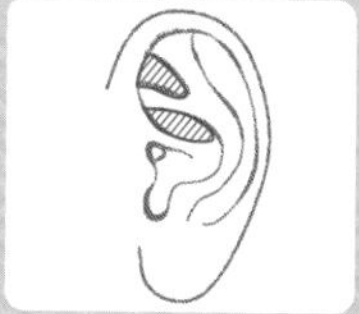

將食指放入耳朵凹槽Ⓒ，並朝耳朵後方環繞按壓，刺激整個凹槽1分鐘。Ⓓ處凹槽亦同。

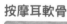

煩惱類別

㉒

腸胃

食慾不振

☑ 環繞按壓耳中凹槽
☑ 按摩耳軟骨

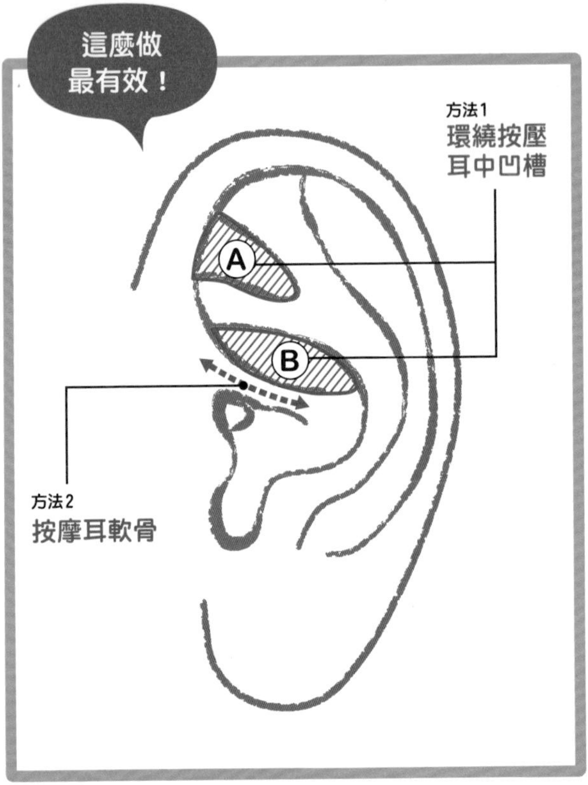

心因性食慾不振，可靠耳穴按壓術改善

食慾不振的原因大致可分為心因性原因，及腸胃不適所引起的內科問題。當服用止痛藥、抗生素等藥物出現副作用，或是反覆胃痛、腹痛時，則可能是消化系統相關的疾病。但當就診後發現並非內臟問題，而是**心因性食慾不振時，應採取能緩和心情，以及能改善消化系統的方法。**在持之以恆執行之下，能讓臉色漸漸變明亮。

方法 **環繞按壓耳中凹槽**

1：刺激自律神經和腹部

將食指放入耳朵凹槽Ⓐ，並朝耳朵後方環繞按壓，刺激整個凹槽1分鐘。Ⓑ處凹槽亦同。

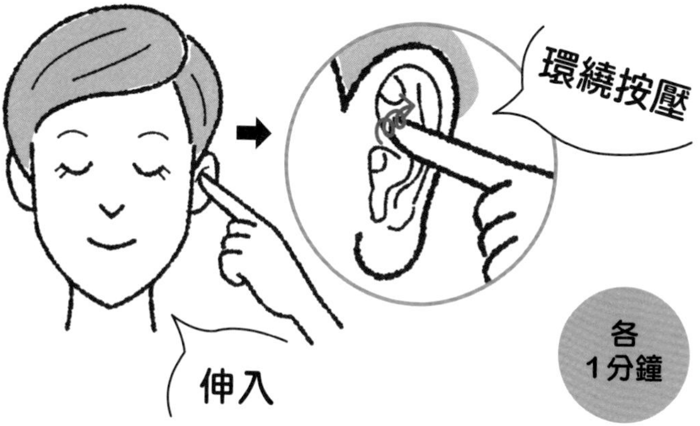

各
1分鐘

環繞按壓
耳中凹槽

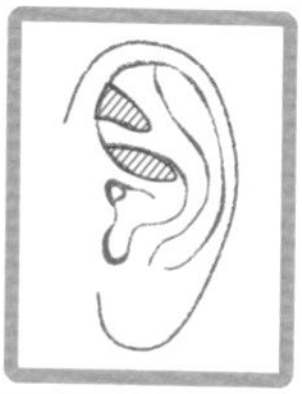

按摩耳朵凹槽Ⓐ，能有效調整自律神經平衡。

方法 **按摩耳軟骨**

2：按摩對應上腹的耳軟骨

用大拇指和食指用力抓住圖示中耳軟骨部位1秒鐘，並快速放開。並有節奏地反覆10～20次「用力捏住後快速放開」的動作。

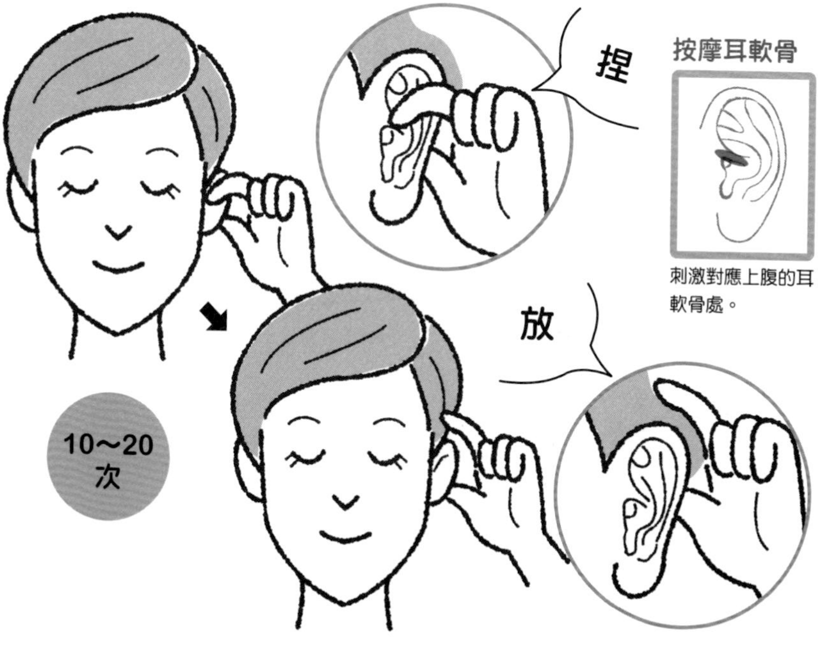

10～20
次

按摩耳軟骨

刺激對應上腹的耳軟骨處。

煩惱類別 ㉓

腸胃

宿醉

☑ 擴張耳道
☑ 按摩耳軟骨

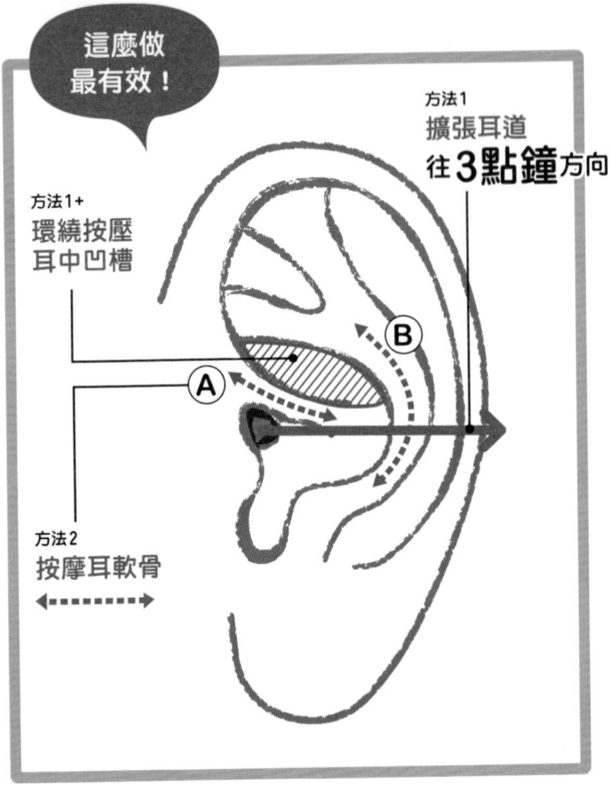

刺激肝臟所對應的穴道，用耳穴按壓術守護內臟

過度飲酒後不僅會讓負責分解酒精的肝臟有負擔，連消化系統、心臟、大腦都會受到不好的影響。其中又屬高血壓者更應留意。無論飲酒量多寡，**凡是有飲酒習慣的人，都應養成做耳穴按壓術的習慣，**就讓我們一起保護內臟不受酒精侵襲吧。**接下來將介紹的方法，將能刺激位於耳朵中央，與肝臟相連結的穴道。**

擴張耳道

方法1：往3點鐘方向按壓擴張耳道

將小指伸入耳道深處，360度按壓、擴張1分鐘。接著往3點鐘方向按壓、擴張，並維持這個動作20～30秒。

擴張耳道

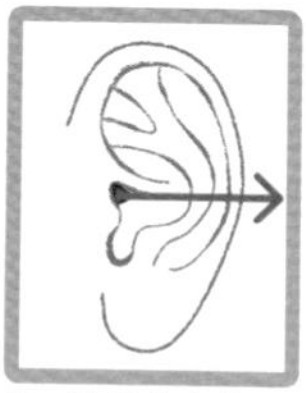

往3點鐘方向擴張，便能有效改善飲酒過度及宿醉的症狀。

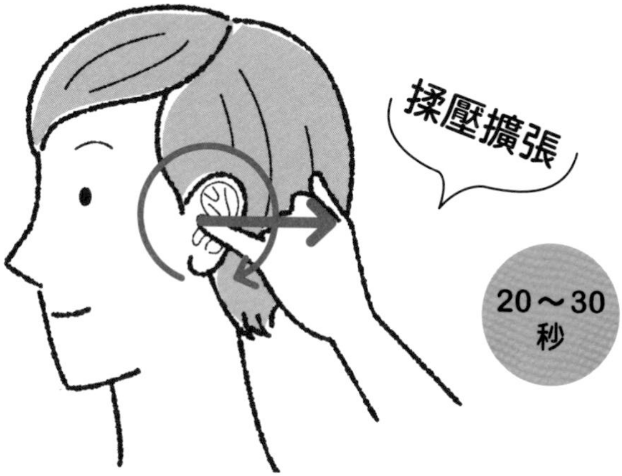

按摩耳軟骨

方法2：按摩耳朵中心軟骨並刺激胸和上腹

用大拇指和食指抓住耳軟骨Ⓐ處。並有節奏地反覆10～20次「用力捏住後快速放開」的動作。針對Ⓑ部位亦為相同作法。

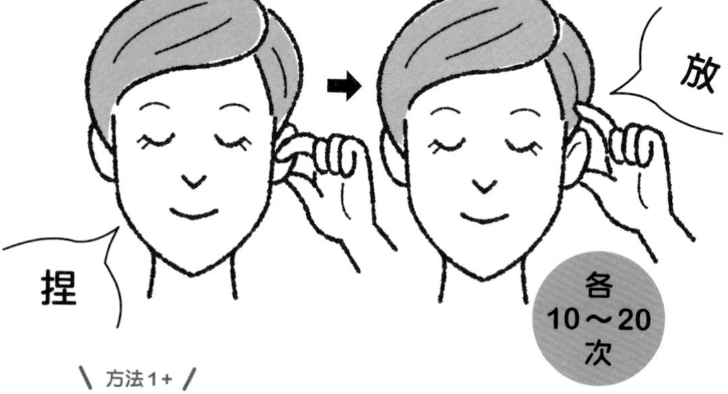

按摩耳軟骨

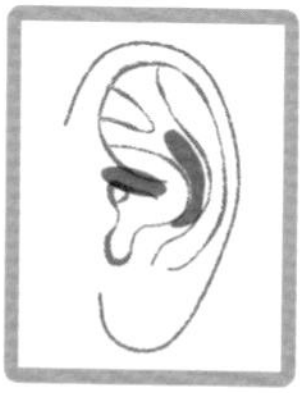

對應肝臟等內臟的穴道聚集於耳朵中心部位。

\ 方法1+ /

環繞按壓耳中凹槽

藉由耳朵凹槽刺激腹部與器官

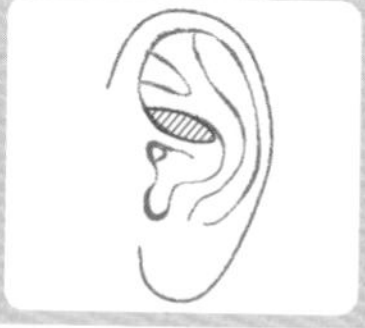

將食指放入耳朵凹槽，並朝耳朵後方環繞按壓，輕輕刺激整個凹槽1分鐘。

煩惱類別
㉔
腸胃

便祕、腹瀉

☑按摩耳軟骨
☑環繞按壓耳中凹槽

重新審視飲食習慣，調整自律神經

由於排泄**受到自律神經相當大的影響**，因此與壓力及生活環境也息息相關。愈來愈多人因減肥而導致腸胃功能變差，進而出現便祕的狀況。規律的排便應由**規律的飲食習慣**做起。長期便祕及腹瀉者，請試著重新審視自己的飲食習慣。同時也應養成放鬆耳朵的習慣，**活化迷走神經功能。**

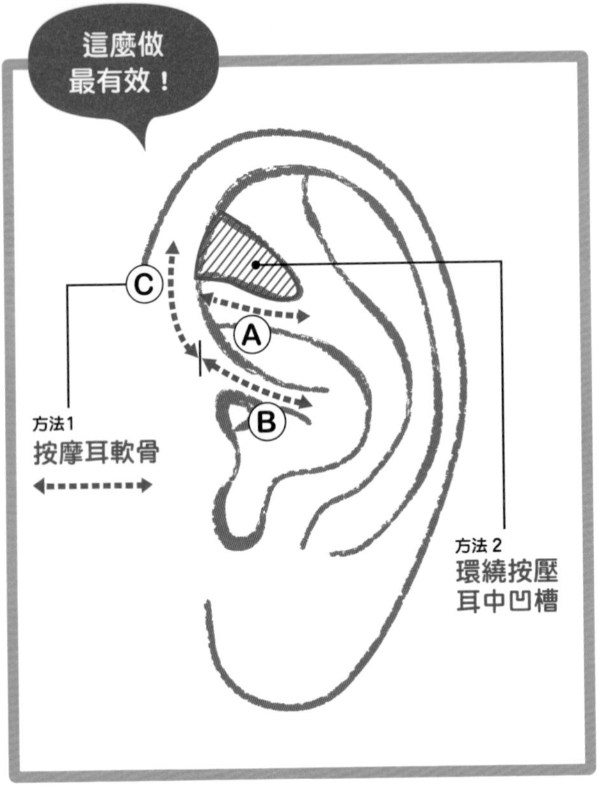

方法 按摩耳軟骨

1：透過耳軟骨刺激上、下腹

用大拇指和食指抓住耳軟骨Ⓐ處。並有節奏地反覆10～20次「用力捏住後快速放開」的動作。針對Ⓑ、Ⓒ軟骨部位亦為相同作法。

按摩耳軟骨

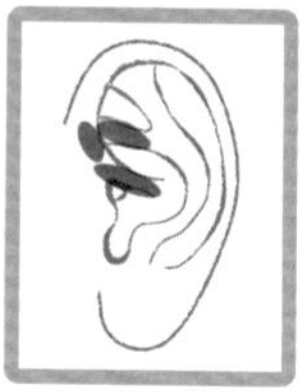

往3點鐘方向擴張，便能有效改善飲酒過度及宿醉的症狀。

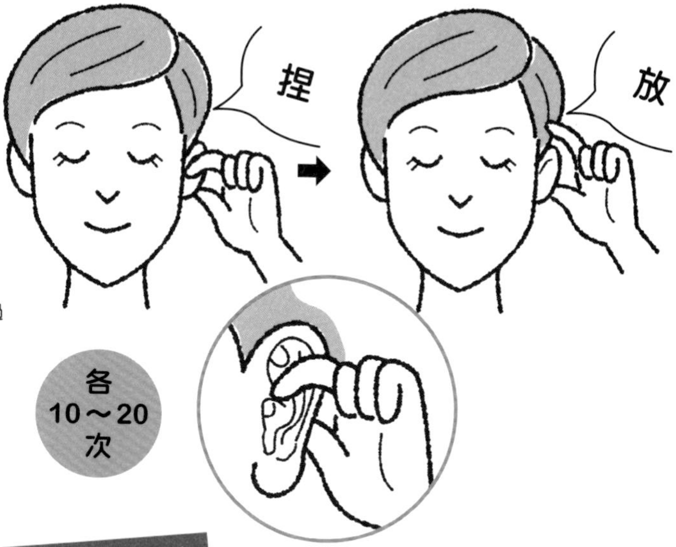

方法 環繞按壓耳中凹槽

2：整頓掌管排便的自律神經

將食指放入圖示耳朵凹槽處，並朝耳朵後方環繞按壓，刺激整個凹槽1分鐘。

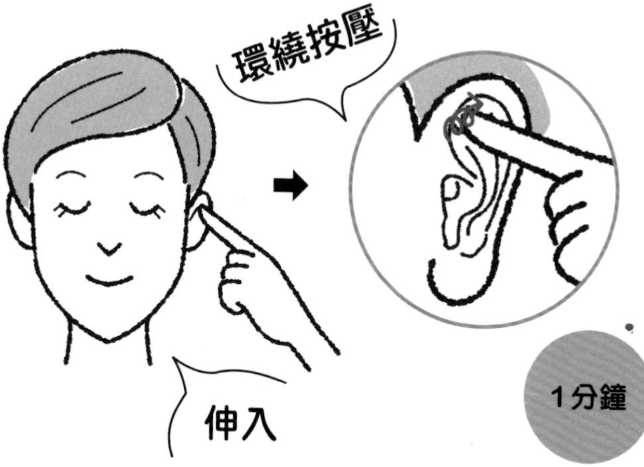

環繞按壓
耳中凹槽

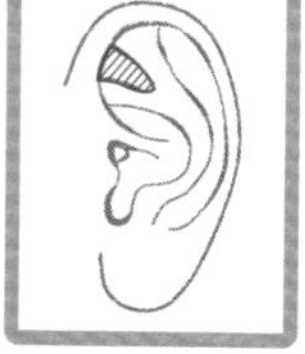

按摩圖示中耳朵凹槽部分，調整自律神經平衡，養成規律排便習慣。

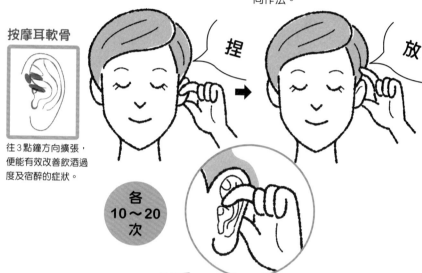

煩惱類別 ㉕

慢性病

肥胖、三酸甘油酯過高

☑ 按摩耳軟骨
☑ 環繞按壓耳中凹槽

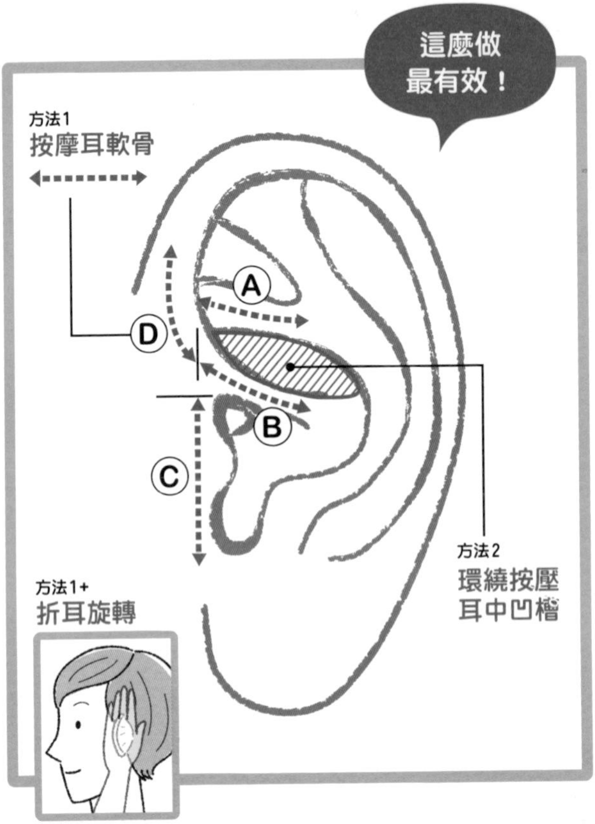

放鬆耳朵提高基礎代謝，提升卡路里消耗效率

在飲食中攝取過多醣類、脂肪，以及運動不足，是造成肥胖的主因。且隨著我們年齡的增長，基礎代謝率也會跟著下降，即便維持與過去相同的食量，仍容易變胖。而雖說耳穴按壓術只有活動到身體的一小部分，但其實仍算得上是一種小小的運動。**就讓我們每天執行，提升基礎代謝率吧。**只要持之以恒，便能改善全身的血液循環，暖和身體，**也將提高熱量的消耗效率。**

方法 **按摩耳軟骨**

1：確實刺激上、下腹

用大拇指和食指抓住耳軟骨Ⓐ處，用力捏住1秒，然後快速放開。並有節奏地反覆10～20次。針對Ⓑ©Ⓓ部位亦為相同作法。

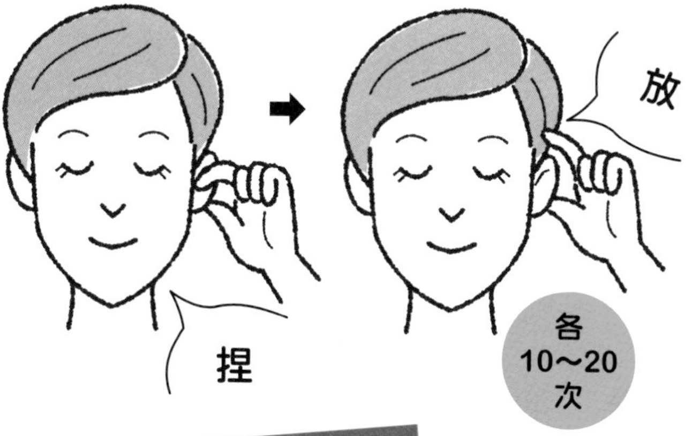

按摩耳軟骨

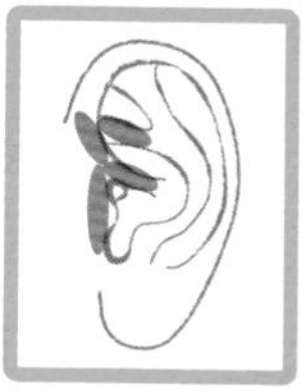

刺激對應上、下腹、耳、鼻、喉的軟骨處。

方法 **環繞按壓耳中凹槽**

2：透過按壓耳朵凹槽刺激腹部內臟

將食指放入圖示耳朵凹槽處，並朝耳朵後方環繞按壓，刺激整個凹槽1分鐘。

環繞按壓耳中凹槽

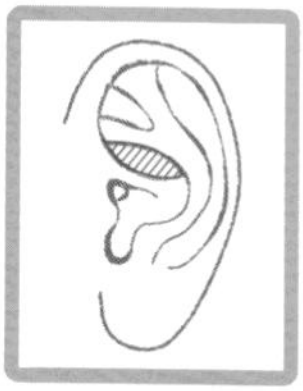

圖示耳朵凹槽區域，對應至腹部的內臟。

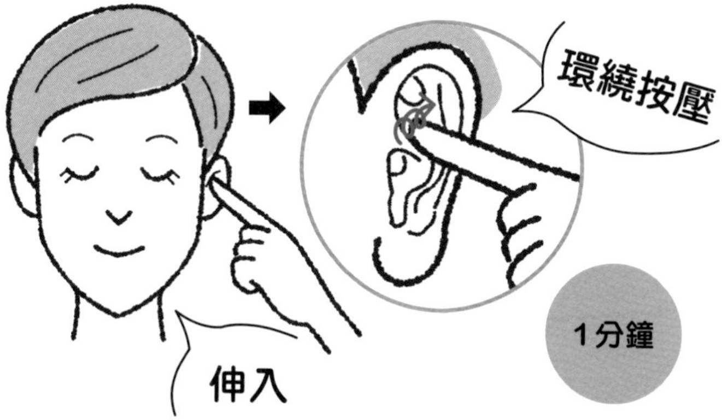

\ 方法1+ /

折耳旋轉

刺激能改善肥胖的穴道

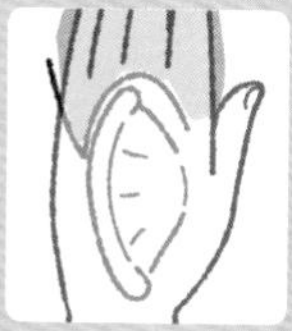

將整個耳朵向前折，並用手掌按壓覆蓋，接著將整個耳朵向後轉10次。

煩惱類別 ㉖

慢性病

高血壓

☑ 耳朵繞橡皮筋
☑ 按摩耳軟骨

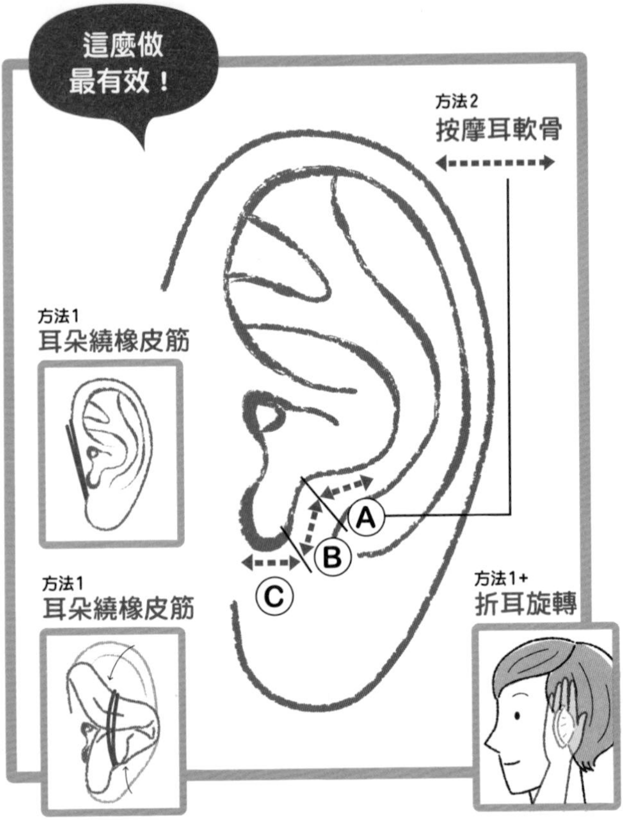

改善降壓藥難以根治的心因性高血壓

造成高血壓的**主因有遺傳性體質、飲酒習慣、壓力等。**其中壓力所導致的心因性高血壓，即便服用降壓藥，常常仍難以改善，因此請試試耳穴按壓術吧！**基本上隨時都可以做耳穴按壓術，**但建議可以選擇在早上起床**量過血壓後再做。如此一來便能在做完後再次量測血壓確認效果，**提升持續下去的動力。

方法 **耳朵繞橡皮筋**

1：對高血壓有效的耳朵繞橡皮筋

在耳朵根部繞橡皮筋，能調整全身狀態。因此應執行對高血壓有效的耳朵繞橡皮筋，每隻耳朵各做1分鐘。

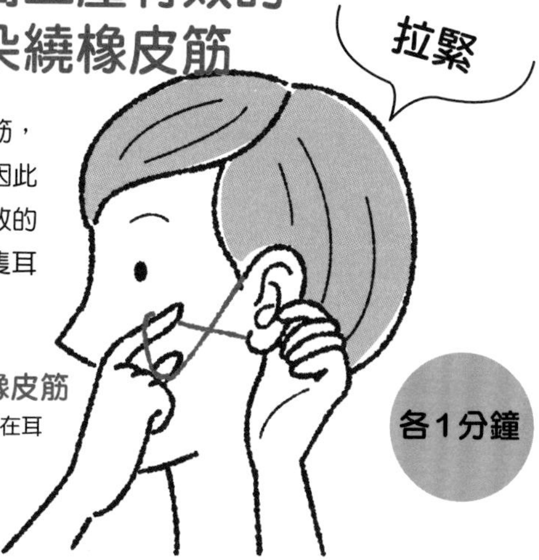

耳朵繞橡皮筋
將橡皮筋繞在耳根處。

各1分鐘

耳朵繞橡皮筋

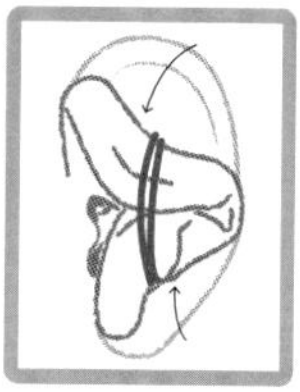

對高血壓有效的耳朵繞橡皮筋法，是將整個耳朵內折，以橡皮筋纏繞。

方法 **按摩耳軟骨**

2：按摩耳軟骨下方，刺激頸部以上部位

用大拇指和食指抓住耳軟骨Ⓐ處。並有節奏地反覆10～20次「用力捏住後快速放開」的動作。針對ⒷⒸ部位亦為相同作法。

按摩耳軟骨

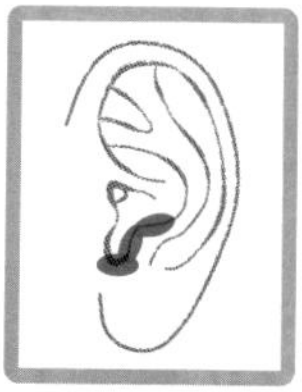

刺激對應頸、頭、大腦等部位的耳軟骨下方處。

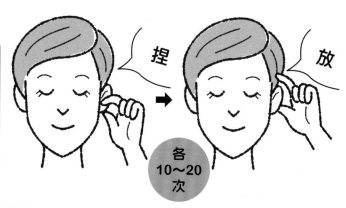

各10～20次

\ 方法1+ /

折耳旋轉

刺激耳朵內部與高血壓相關的穴道

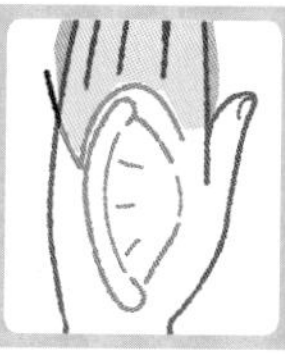

將耳朵向前折，並用手掌按壓覆蓋，接著將整個耳朵向後轉10次。

煩惱類別 ㉗

慢性病

高血糖

☑擴張耳道
☑環繞按壓耳中凹槽

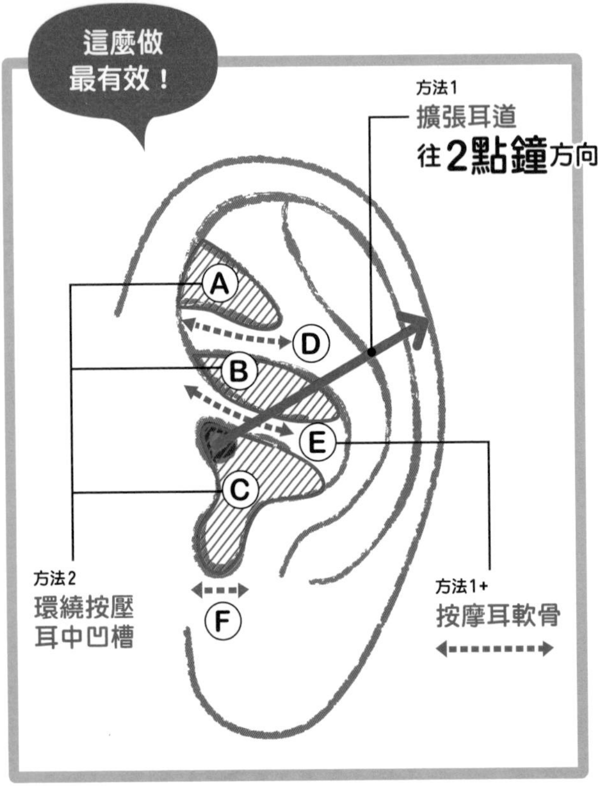

餐前餐後放鬆耳朵，預防糖尿病

高血糖指的是血液中葡萄糖的濃度過高，導致胰臟所分泌出的**胰島素無法充分發揮功效。**若無法改善此症狀，將可能演變為糖尿病。**導致糖尿病的原因除了遺傳因素外，還有過食、肥胖、運動不足、壓力等等。**由於高血糖屬於一種慢性病，因此主要對策為重新審視飲食習慣及運動。但**若再加上放鬆耳朵，將使胰臟功能變好，**防止症狀惡化。建議請在**餐前或餐後執行。**

方法1：往2點鐘方向按壓擴張耳道

擴張耳道

將小指伸入耳道深處，360度按壓、擴張1分鐘。接著往2點鐘方向按壓、擴張，並維持這個動作20～30秒。

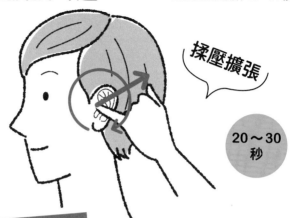

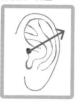

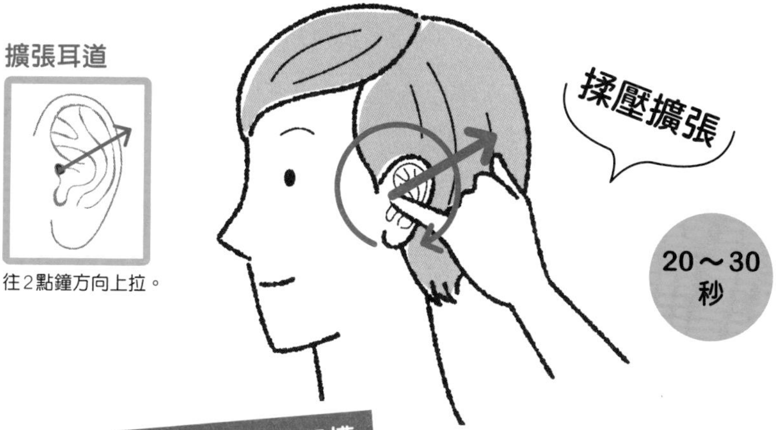

往2點鐘方向上拉。

方法2：刺激對應胰臟與內分泌的凹槽

環繞按壓耳中凹槽

將食指放入耳朵凹槽Ⓐ，並朝耳朵後方環繞按壓，刺激整個凹槽1分鐘。Ⓑ、Ⓒ處凹槽亦同。

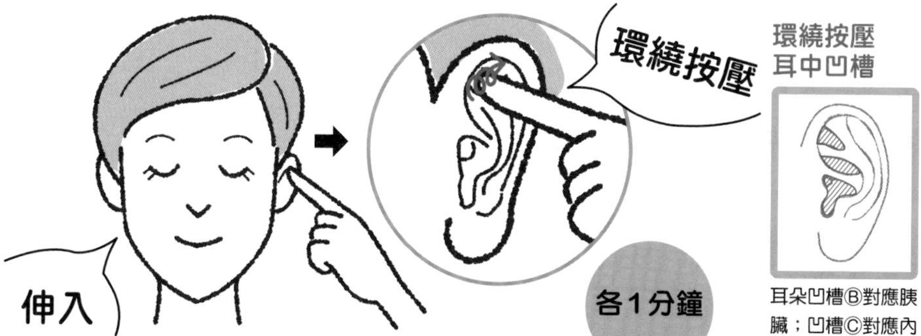

耳朵凹槽Ⓑ對應胰臟；凹槽Ⓒ對應內分泌的控制。

方法1+

按摩耳軟骨

刺激上腹和大腦

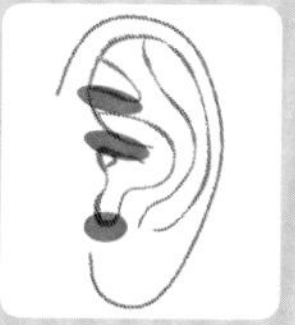

用大拇指和食指抓住耳軟骨Ⓓ處。並反覆10～20次「用力捏住後快速放開」的動作。並且針對Ⓔ、Ⓕ部位亦為相同作法。

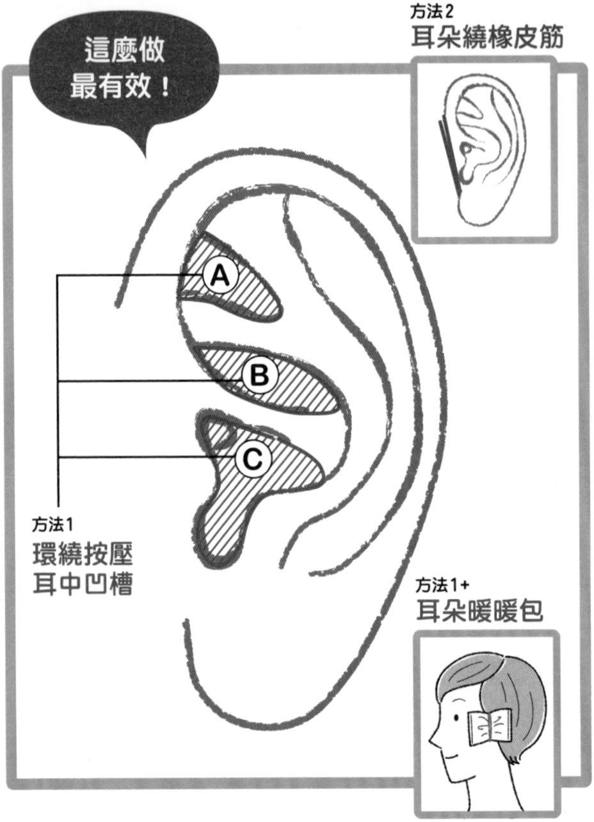

煩惱類別 ㉘

慢性病

體寒

☑環繞按壓耳中凹槽
☑耳朵繞橡皮筋

調整自律神經及血液循環，改變體寒問題

調節體溫是自律神經的職責。然而女性的交感神經容易處於優位，也就容易使血管僵硬，進而讓血液循環變差，出現體寒的狀況。

而體寒與遺傳因素和個性也有關係。因此就讓我們透過放鬆耳朵，**刺激通過耳內，且能減緩交感神經緊繃的迷走神經，**並同時刺激耳朵周邊的大血管吧。當血液循環變好，身體便會暖和起來。**「體寒為萬病之源」，讓我們藉由耳穴按壓術，告別體寒吧！**

方法1：環繞按壓耳中凹槽

刺激自律神經與內臟

將食指放入耳朵凹槽Ⓐ，並朝耳朵後方環繞按壓，輕輕刺激整個凹槽1分鐘。Ⓑ、Ⓒ處凹槽亦同。

環繞按壓耳中凹槽

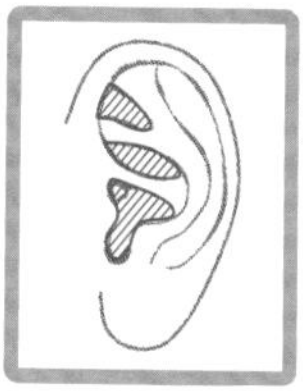

刺激與調節體溫相關，且能調整自律神經的凹槽，以及對應內臟的凹槽。

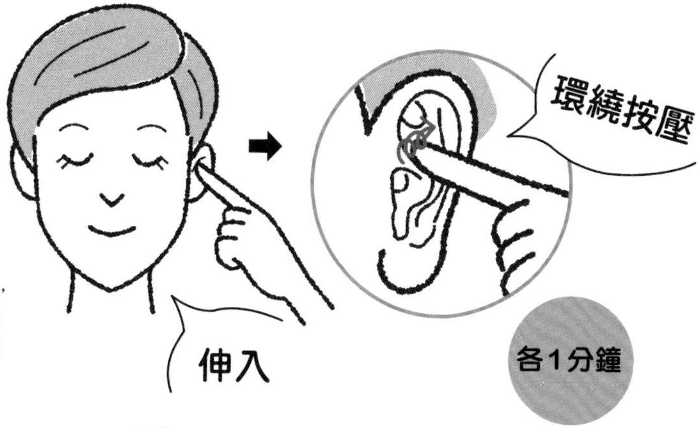

方法2：耳朵繞橡皮筋

改善全身血液循環，暖和身體

用橡皮筋纏繞耳朵根部1分鐘。耳朵繞橡皮筋是一種能調整全身狀態的方法，因此也能改善血液循環，使血液循環至手腳等身體末端。

耳朵繞橡皮筋

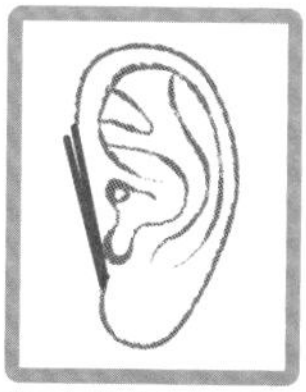

儘可能將橡皮筋纏繞在耳朵根部上。

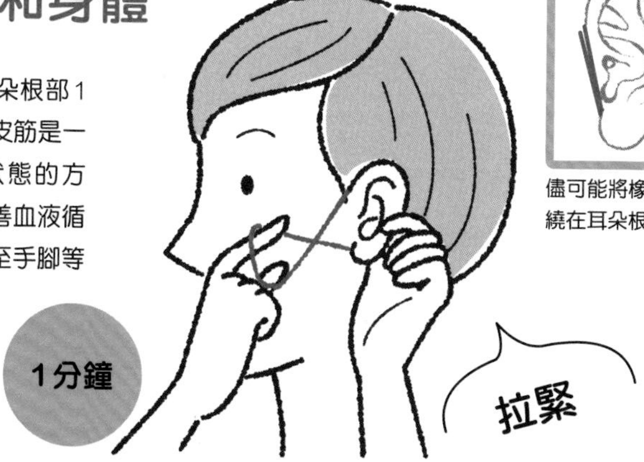

\ 方法1+ /

耳朵暖暖包

使用耳朵暖暖包，在冬天也能全身暖呼呼

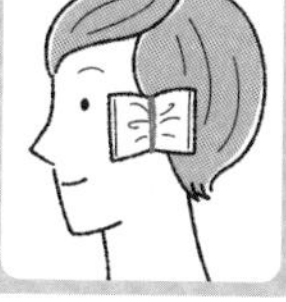

將橡皮筋纏繞成2圈，綁在小型拋棄式暖暖包上。以橡皮筋固定並覆蓋整個耳朵約10分鐘。

背痛

☑擴張耳道
☑按摩耳軟骨

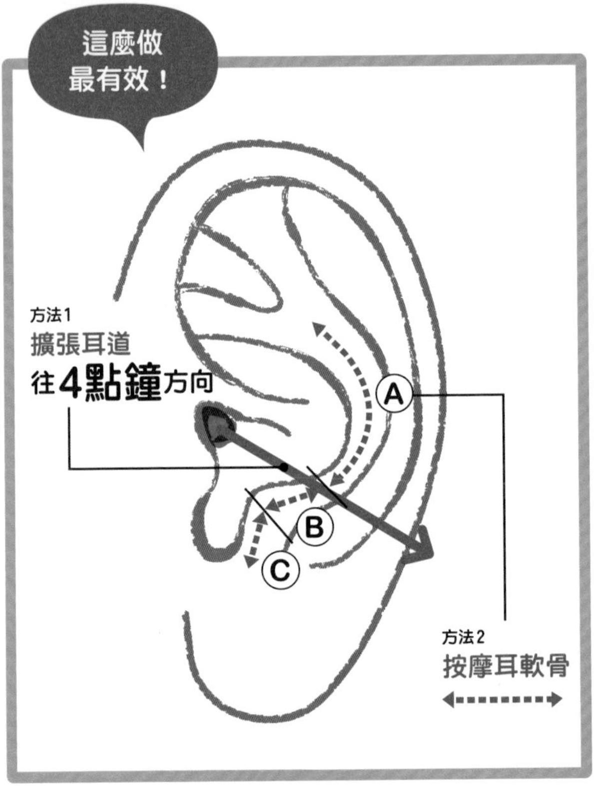

重點刺激對應背部的耳軟骨區塊

背痛的原因有很多，但**慢性**背部僵硬的人，常常都**姿勢不良**，或有肩膀前傾所導致的圓肩。除了姿勢問題外，**當胃、心臟、肝、肺、胰臟等功能變差**，位於這些器官後方的**背部就會疼痛。與背部相連結的耳朵部分位於耳軟骨中央區域**，請重點刺激此處。

方法 擴張耳道

1：往4點鐘方向按壓擴張耳道

將小指伸入耳道深處，360度按壓、擴張1分鐘。接著往4點鐘方向按壓、擴張，並維持這個動作20～30秒。

擴張耳道

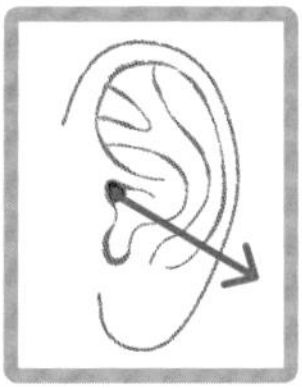

往4點鐘方向拉。

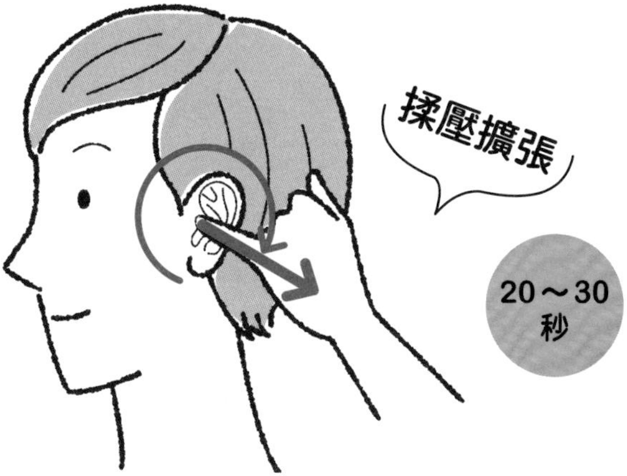

方法 按摩耳軟骨

2：刺激有效改善背部的耳軟骨中央區域

按摩耳軟骨

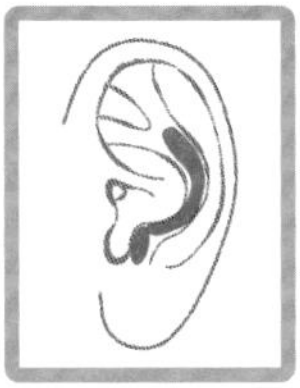

耳軟骨Ⓐ、Ⓑ、Ⓒ連線處對應背部。

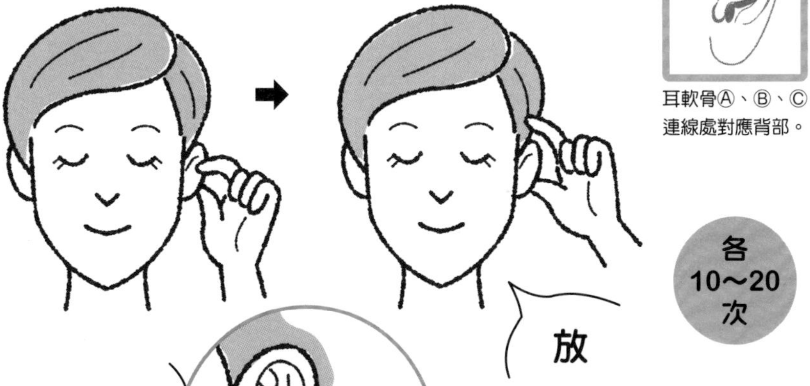

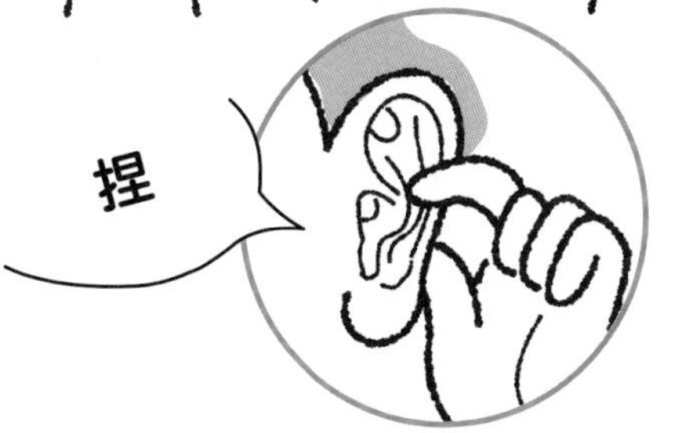

用大拇指和食指抓住耳軟骨Ⓐ處，用力捏住1秒，然後快速放開。並有節奏地反覆10～20次「用力捏住後快速放開」的動作。針對Ⓑ、Ⓒ部位亦為相同作法。

煩惱類別

㉚

疼痛、麻痺

腰痛、閃到腰

☑擴張耳道
☑按摩耳軟骨

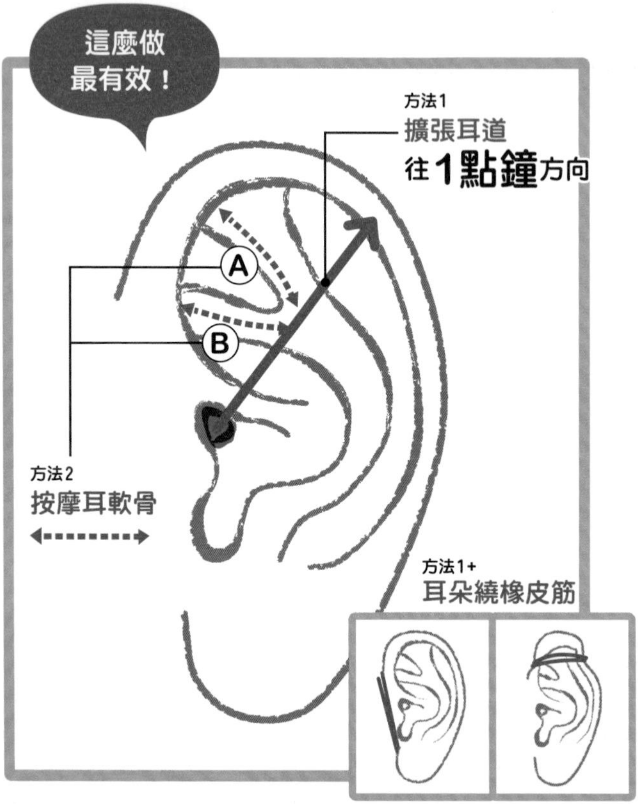

腰痛原因百百種，用耳穴按壓術來改善吧

腰痛是一種任誰都曾有過，**再平凡不過的身體疼痛。**無論身體使用過度或運動不足都可能引起腰痛，**原因不計其數。**而另一方面，閃到腰的主因則是來自於年齡增長及運動不足所導致的肌肉衰弱。而無論原因為何，都能透過耳穴按壓術**刺激和腰部有所連結的穴道。**刺激耳朵能放鬆緊繃的肌肉；也能施加壓力於過度鬆弛的肌肉上，喚醒能讓生物回歸原有姿勢的「體內平衡」力量。

擴張耳道

方法1：往1點鐘方向按壓擴張耳道

將小指伸入耳道深處，360度按壓、擴張1分鐘。接著往1點鐘方向按壓、擴張，並維持這個動作20～30秒。

擴張耳道

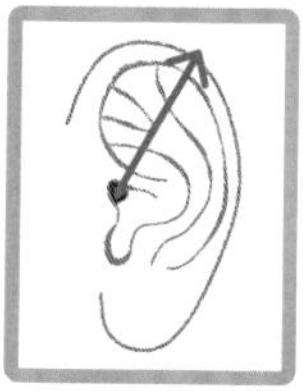

往1點鐘方向拉。

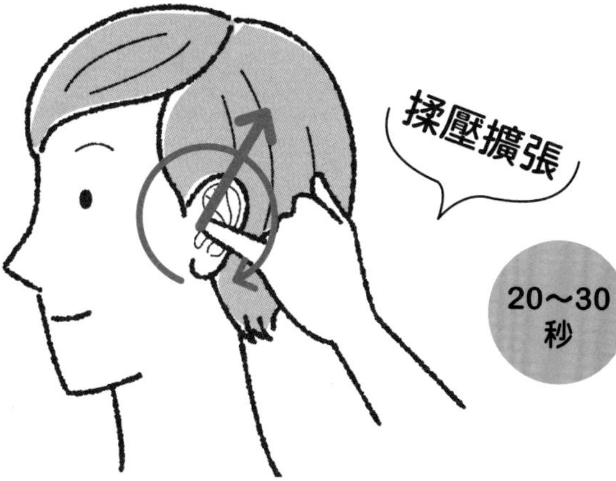

按摩耳軟骨

方法2：透過按摩耳軟骨，刺激腰和臀部

用大拇指和食指抓住耳軟骨Ⓐ處。有節奏地反覆10～20次「用力捏住後快速放開」的動作。對Ⓑ部位亦為相同作法。

按摩耳軟骨

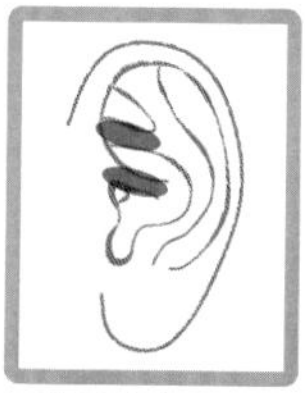

耳軟骨Ⓐ處對應腰部Ⓑ。

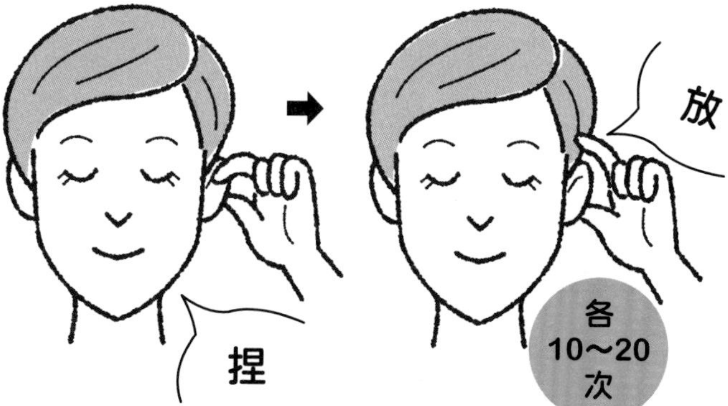

\ 方法1+ /

耳朵繞橡皮筋

能調整全身及腰部

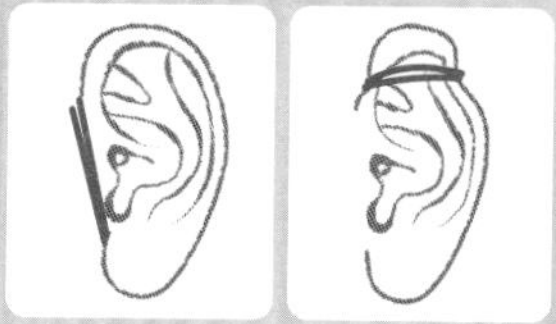

在耳朵根部繞橡皮筋，能調整全身狀態；將橡皮筋繞在耳朵上半部則能改善腰痛症狀。每個動作各做1分鐘。

煩惱類別

㉛

疼痛、麻痺

膝關節、髖關節疼痛

☑按摩耳軟骨
☑擴張耳道

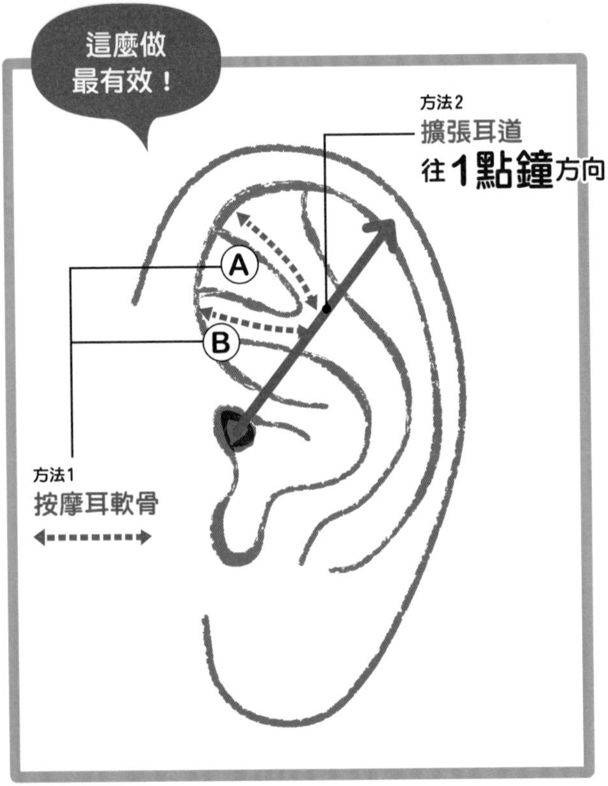

軟骨磨損所引發的疼痛，能靠耳穴按壓術解決

只要站著、活動，就會對支撐全身重量的膝關節造成負擔。雖然風濕和痛風等原因很多種，但最常見的就是關節間的**軟骨磨損所造成的退化性關節炎**。許多膝關節疼痛的人，同時為髖關節疼痛所苦。髖關節疼痛和與膝關節疼痛的原理相同，是來自於磨損所引起的退化性髖關節炎。**由於耳軟骨與骨骼和關節有連結，**因此若是有關節疼痛問題的人，**耳軟骨通常也會變硬。**

方法 1：按摩耳軟骨
刺激與下半身連結的耳軟骨

用大拇指和食指抓住耳軟骨Ⓐ處。並有節奏地反覆10～20次「用力捏住後快速放開」的動作。針對Ⓑ部位亦為相同作法。

按摩耳軟骨

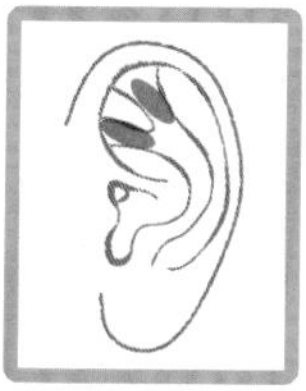

髖關節、膝蓋、腰等，與圖示中耳軟骨Ⓐ處相對應。

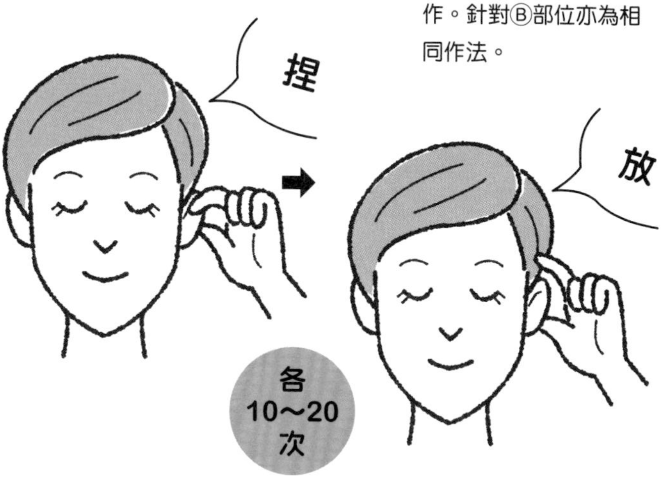

方法 2：擴張耳道
往1點鐘方向按壓擴張耳道

將小指伸入耳道深處，360度按壓、擴張1分鐘。接著往1點鐘方向按壓、擴張，並維持這個動作20～30秒。

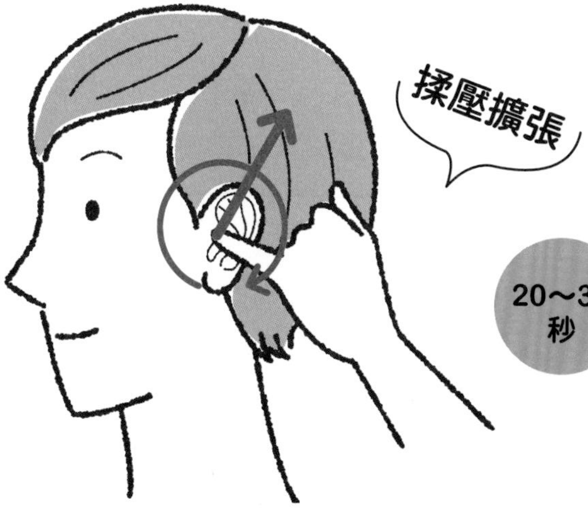

20～30
秒

擴張耳道

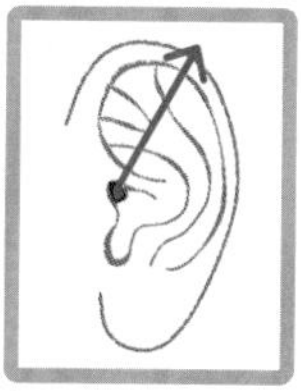

往1點鐘方向拉。

煩惱類別
㉜
排尿問題

漏尿、頻尿

☑環繞按壓耳中凹槽
☑按摩耳軟骨

用耳穴按壓術解決年齡增長的排尿問題

白天時的頻尿多為緊張所引起。雖然年輕人也會發生此症狀，但一感到有尿意，就必須立刻去洗手間的**膀胱過動症患者通常以年長女性居多**。另一方面，愈來愈多**男性會隨著年齡增長出現前列腺肥大的問題**，**並苦於夜間頻尿**。**可見無論男女，都會隨著年齡增長開始出現排尿問題**。就讓我們在平時多做耳穴按壓術自我保健，延長健康壽命吧！

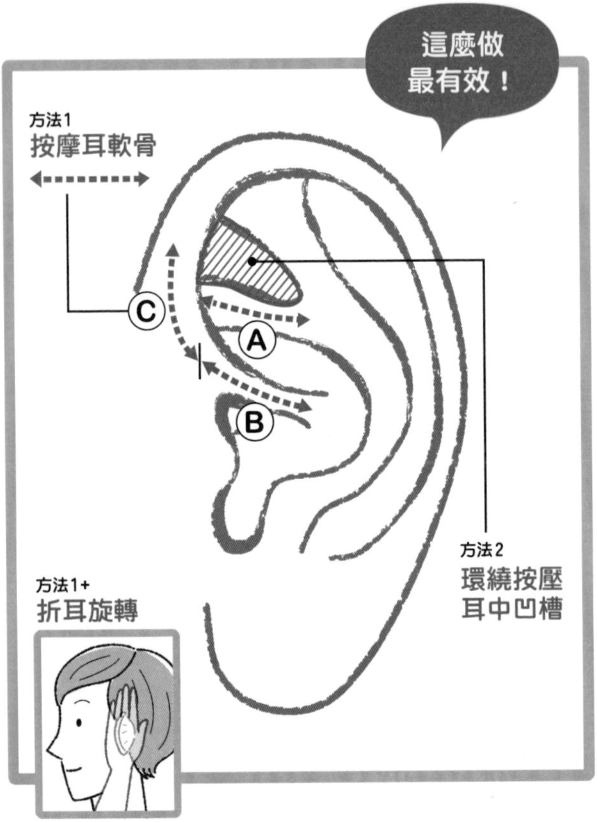

方法 **按摩耳軟骨**

1：有效改善泌尿系統

用大拇指和食指抓住耳軟骨Ⓐ處，並有節奏地反覆10～20次「用力捏住後快速放開」的動作。針對Ⓑ、Ⓒ部位亦為相同作法。

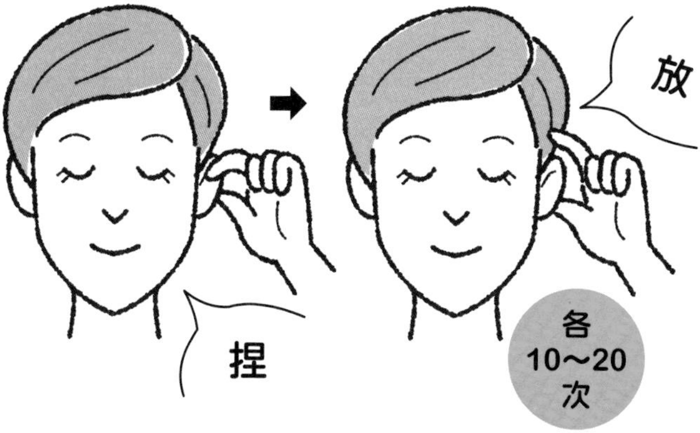

按摩耳軟骨

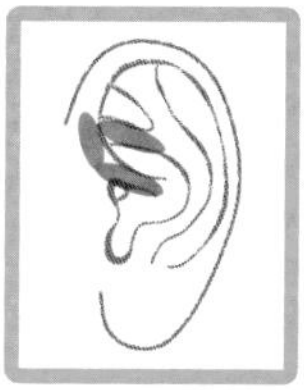

耳軟骨Ⓒ部位對應泌尿系統，請務必多按摩。

方法 **環繞按壓耳中凹槽**

2：調整自律神經的平衡

將食指放入圖示耳朵凹槽處，並朝耳朵後方環繞按壓，輕輕刺激整個凹槽1分鐘。

環繞按壓耳中凹槽

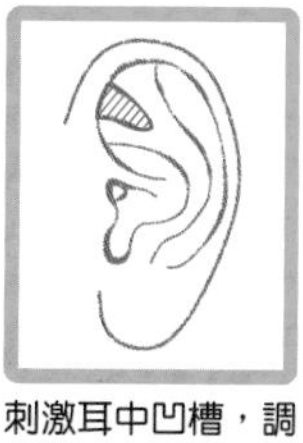

刺激耳中凹槽，調整與排泄相關的自律神經平衡。

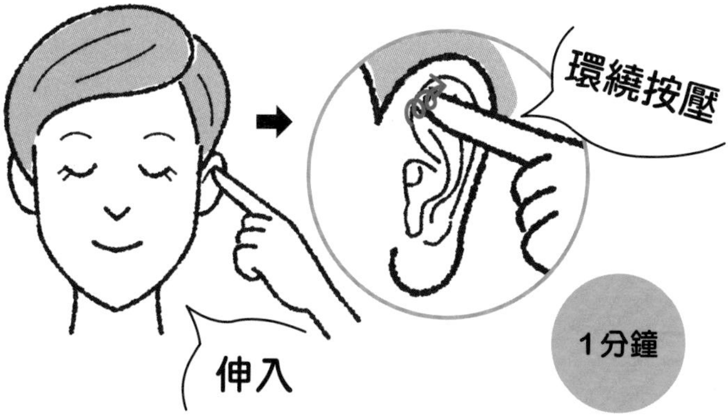

＼ 方法1+ ／

折耳旋轉

一次刺激耳朵多點穴道

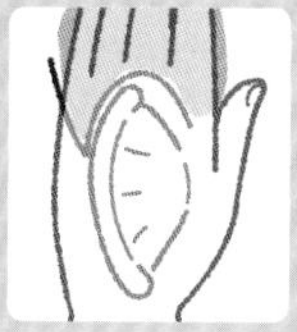

將整個耳朵向前折，並用手掌按壓覆蓋，接著將整個耳朵向後轉10次。旋轉幅度大，約莫為能活動到整個顳部區域肌肉的程度。

放鬆耳朵經驗談

藉由放鬆耳朵，讓長年煩惱消失了！

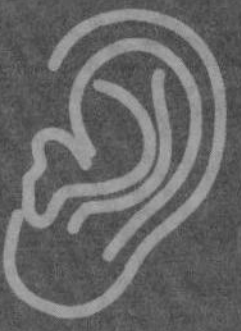

我收到了許多喜悅和感謝的回饋，表示做了耳穴按壓術後，症狀和不適得以改善。接下來將向各位介紹一部份的經驗談。

藉由「擴張耳道」讓上升的血壓降回標準值

我從幾年前開始，每週約會發生一次輕微暈眩。雖說是暈眩，但大概就是頭被輕輕向後拉扯的感覺，所以我一直不以為意。

但前陣子，突然發生了我從未經歷過的強烈暈眩，我甚至必須扶著東西才能站著。量血壓後發現我的收縮壓達到165mmHg，連舒張壓也高達105mmHg。由於平時我的血壓都在標準值內（收縮壓低於140mmHg，舒張壓低於90mmHg），因此我非常訝異。但我以為這只是暫時性的高血壓，所以就沒去醫院。再加上我本來就預計要在8天後參加松岡醫師的講座（後來松岡醫師告訴我，血壓上

K·S　62歲

經驗談 1

獲得改善的症狀：**暈眩、高血壓**

升，感到不舒服時，應該去內科看診）。

在講座上，松岡醫師教了能改善高血壓的「擴張耳道」。但由於我當天和隔天都太忙，所以沒有執行。3天後，我又突然感到身體不適。一量血壓發現我的收縮壓高達185mmHg，這次我趕緊前往醫院。我吃了處方藥，並執行了擴張耳道的方法。2天後，我的收縮壓降為120mmHg，舒張壓則降至70mmHg。

後來我不再服用降壓藥，而選擇持續執行擴張耳道的方法，讓血壓仍能維持在標準值內。雖然還是偶爾會像以前一樣發生輕微暈眩，但每當感到暈眩時，我就會開始擴張耳道。

現在，看電視的同時順便擴張耳道，已經成為了我每天的例行公事。

T·U　46歲

經驗談 2

獲得改善的症狀：**耳悶感**

看耳鼻喉科都無法改善的耳悶感消失了！

我從小就常常因為鼻塞到耳鼻喉科報到。長大後，我每年大概會出現3、4次耳朵好像堵住一般的耳悶感，因此一直感到十分困擾。在說話時會在耳中聽到自己聲音的回音，使說話變得很困難；由於感覺到耳朵彷彿罩著一層膜，也難以聽清他人的聲音。這樣的狀態通常會持續兩三週，十分不舒服。

去耳鼻喉科看診時，發現這種症狀出自於耳膜從內側受到拉扯，但卻沒有實際的治療方式。

在參加松岡醫師的演講時，我正好也為這個症狀所苦。在與醫師商量後，醫師立刻看了看我的耳道，並將手指放入耳道擴張。雖然當下十分疼痛，但當醫師拔出手指後，我的耳悶感瞬間消失，並感到了空氣流通的通體舒暢感。自此之後，我每天至少會擴張耳道2～3次，多的時候則會高達4～5次。而這個動作似乎也具有預防效果，後來我的耳悶症狀就沒再出現過了。

經驗談 3

M·O 53歲

獲得改善的症狀：**視力、臉頰下垂問題**

不只視力變好，還有拉提效果

我從以前就有參加松岡醫師的學習會，一直知道「擴張耳道」這個方法，不過由於沒什麼不舒服的症狀，所以一直都沒有什麼特別的想法。但後來剛好有機會請松岡醫師幫我擴張耳道，讓我改變了想法。在開始擴張耳道前，我只能模糊看見距離2公尺外的文字。但當醫師幫我做完耳道擴張後，我卻能清晰看見文字了。

我的視力不佳，即便戴上隱形眼鏡，視力還是只有0.9。但在每天執行耳道擴張後，去眼鏡行驗光時，發現我的視力竟提升到了1.2！

除此之外，擴張耳道還額外帶來了拉提的效果。一開始我只擴張了單邊的耳道，並照鏡子對比，發現有做的那邊臉頰確實有向上拉提的效果，因此我開始擴張雙耳耳道。多虧於此，現在我左右兩側的臉頰都有向上拉提。為了維持這個狀態，我將會持續擴張耳道。

R·H　70歲

經驗談 4

獲得改善的症狀：**腰痛、肩頸僵硬**

煩惱已久的腰痛症狀消失了

我從30幾歲開始就一直有腰痛的毛病。前陣子可能是扭到了腰，使腰痛更加惡化，被骨科診斷為「腰椎滑脫症」。早上是最令人痛苦的時刻，無論轉到什麼方向腰都會痛，因此我甚至不知該如何起身，就連換衣服時也非常辛苦。

此時我想起了以前在講座上，松岡醫師所介紹的「擴張耳道」，興起了嘗試的念頭。我大概持續操作了10天左右，卻沒什麼效果。

後來我又在講座上見到松岡醫師，請醫師幫我擴張耳道後，我終於知道為何之前會沒有效果了。醫師在擴張耳道時，會把整個耳道往上提，所以非常地疼痛。可見我之前的作法不夠徹底。講座結束後，藉由做了耳道擴張，我的整個身子都暖了起來。肩頸僵硬獲得紓緩，腰痛也在不知不覺中消失了。早上起身時不再感到疼痛，能夠活動自如。也了解當腰痛狀況再度出現時，只要擴張耳道便能減緩疼痛，而不再感到不安。

S·S　80歲

經驗談 5

獲得改善的症狀：耳鳴、重聽

聽得到溫度計的「嗶嗶」聲了！改善耳鳴、重聽

我從以前就常持續耳鳴一整天，也聽不太見溫度計的「嗶嗶」聲。但我一直以為是因為年紀的關係，因此也不是太在意。

但後來我的先生生病了。由於藥物影響，讓他難以發出聲音，而我也聽不見他沙啞的聲音。即使把耳朵湊到他旁邊仍聽不見，必須反覆確認。直到此時，我才意識到必須想點辦法，於是去找了松岡醫師商量。此時松岡醫師介紹給我的方法，正是「擴張耳道」。

開始執行後的第3天，我終於聽得見溫度計的「嗶嗶」聲了！內心實在雀躍不已。持續擴張耳道後，我發現耳鳴狀況減輕，聽力也變好了。且不需要把耳朵湊到先生嘴巴旁，只要稍微靠近便能聽見他的聲音。我才開始做耳道擴張10天，便獲得如此效果。在感謝松岡醫師之餘，我也會持續執行下去的。

耳穴按壓術Q&A

Q：雖明白「按到有問題的部位會感到疼痛」，但我嘗試1次「擴張耳道」後感到非常疼痛，難以持續下去。

A：可以用輕撫的力道開始嘗試，請持續下去。

雖說每個人「忍耐的程度」有很大的差異，但確實有許多人在操作**「擴張耳道」**時，光將手指放入耳道，便**感到疼痛不已。**反之，身體健康的人就算用很強的力道按壓耳道，也不會感到任何疼痛。若疼痛到會讓身體蜷縮的程度，就請先**以指尖輕撫耳道的力道**開始，並持續執行下去。如此一來疼痛感便會漸漸減弱。**針對過於疼痛，而無法操作者，我推薦嘗試「耳朵繞橡皮筋」的方法。**或是本書中所介紹的其他方法亦可，請選擇能持續執行下去的方法吧。

Q：我不知道「擴張耳道」時，我的手指是否按在對的位置上。

A：不用過度拘泥於位置。

「擴張耳道」的唯一一個問題，便是無論我們頸部扭轉角度多大，都無法直接觀察自己的耳朵。因此我未採用一般按壓耳朵穴道的方式，而是想出了**能大致按到整個耳朵的放鬆方法。**不需要斟酌手指碰到了耳道中的哪個地方，只要觸碰耳道周圍。並朝**感受到疼痛的部位向外拉即可。且即便沒按對位置，也不會有任何副作用，**因此請放心執行。在熟悉如何操作之前，就先對著鏡子操作吧。

Q：我的指甲很長，無法做耳穴按壓術。

A：建議使用「耳朵繞橡皮筋」的方法。

若不想剪短指甲，或因一些因素無法剪指甲的人，請不要做「擴張耳道」。**耳朵的皮膚非常薄，容易被指甲劃傷。**為避免傷到皮膚，指甲短的人也應預先將放入耳道的手指指尖塗上乳液或精油再執行。**「環繞按壓耳中凹槽」**則能改以**化妝用的棉棒或棉花棒**來刺激。針對**指甲較長的人，則最推薦使用「耳朵繞橡皮筋」的方法。**

Q：無法順利將橡皮筋繞在耳朵上。

A：耳垂小的人較難繞橡皮筋。

雖然尚無法確定是進化還是退化，但**最近許多年輕人的耳垂都較小。**雖然一開始我們還是會希望大家試試看**基本的「耳朵繞橡皮筋①」，**但由於很難纏繞上橡皮筋，因此推薦這些人可以改嘗試「耳朵繞橡皮筋③」的方法。若耳朵繞橡皮筋太難操作，**也可以改用其他方法。**

Q：可以同時做雙耳的放鬆操嗎？還是個別做比較好呢？

A：原則上從較嚴重那側開始做，待熟悉後可同時操作。

一開始請先從**不適的那側開始做起。**如此一來，**才能清楚看出效果。**當然，**熟悉後左右邊同時操作也沒問題。**

結語

我在一九六七年進入了針灸、穴道治療的世界。當時已經相當盛行耳朵的相關治療方法。當時的我在研究人體電流，以及在針上通電治療的「良導絡研究所」**開始學習針灸治療。**我在這裡做了用針扎耳朵穴道，並通以微電流的實驗，也深切感受到其中效果。**而這已經是50多年前的事了。**

直到現在，只要有空，我仍會將手指放入耳朵中、捏捏軟骨，或將耳朵彎曲成不同角度。一邊嘗試各種方法，**一邊尋找透過耳朵改變身體的方法。**過去我就是因為被橡皮筋繞在耳朵上後所帶來的效果驚艷，**才想出了耳朵繞橡皮筋的方法。**此外，我還利用口罩線的部分做了許多變化，繞在耳朵上做實驗。想必未來也會繼續思考出各種新的方法吧。本書記載了我擔任針灸師超越半個世紀的生涯中，**與耳朵及耳朵穴道的相關歷史與經驗。**

近年來，地震和豪雨等自然災害特別多。我在神戶市東灘區開診所，歷經平成7年發生的**阪神、淡路大地震**。有21名針灸診所的患者過世了。當時我為在避難所生活，身體不堪負荷的人們提供免費針灸治療，並出借自家的空房。也因為這段經歷，讓我更深刻地感受到**自我保健**的重要性。

耳穴按壓術只需用手觸碰耳朵，無需花費力氣，也不需要空間。無論站著、躺著、坐著等各種姿勢，或是任何年紀都能實行。**無疑是一種無風險、高報酬的自我保健方式。**因此請各位**把這本書當作保護自己的「健康之友」**放在身邊吧！

令和四年十月　松岡佳余子

【作者】
亞洲手部治療協會代表、針灸師
松岡佳余子

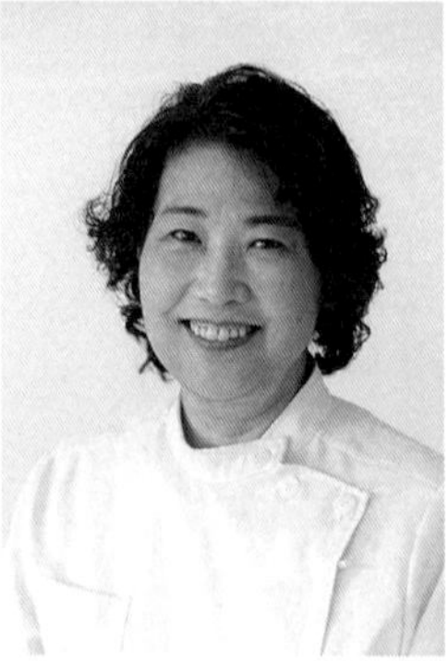

1948年出生於和歌山縣。成為電針治療「良導絡」開發者中谷義雄的弟子後，開始學習針灸，已累積超過50年的職涯。且在針灸發源地中國的上海、北京、瀋陽、鞍山的中醫大學、中醫研究所持續鑽研，並藉由針灸發展出手指針，具有極佳療效。
20多年前架設針灸相關的網站針灸探索小隊（tubotankentai.com），傳授自我保健的方法。由於是任何人都能輕易執行的自我保健方法，而大獲好評。其豐富的想法、規劃能力也受到肯定。現在則致力於研究最新療法及指導後進。
擁有《輪ゴム健康法》（自由国民社）、《巻けば即やせ!「手のひらバンド」ダイエット》（マキノ出版）、《体と心を整える 指もみ》（主婦の友社）、《手もみ力～押すたびにぽかぽか健康～》（フニブックス）等多本著作。
●亞洲手部治療協會 https://asian-hand.jp

STAFF
設計．說明圖示／コヤタカズミ
插圖／ Bikke
撰稿／中川和子
編輯／成田すず江・藤沢せりか（株式会社テンカウント）、成田泉（有限会社ラップ）

1次1分鐘！
改善身體疑難雜症的速效耳穴按壓術

出　　版／楓葉社文化事業有限公司
地　　址／新北市板橋區信義路163巷3號10樓
郵政劃撥／19907596 楓書坊文化出版社
網　　址／www.maplebook.com.tw
電　　話／02-2957-6096
傳　　真／02-2957-6435
作　　者／松岡佳余子
翻　　譯／李婉寧
責任編輯／吳婕妤
內文排版／謝政龍
港澳經銷／泛華發行代理有限公司
定　　價／350元
出版日期／2024年3月

國家圖書館出版品預行編目資料

1次1分鐘！改善身體疑難雜症的速效耳穴按壓術 / 松岡佳余子作 ; 李婉寧譯. -- 初版. -- 新北市 : 楓葉社文化事業有限公司, 2024.03 面； 公分
ISBN 978-986-370-654-0（平裝）
1. 穴位療法 2. 按摩 3. 耳
413.915　　113000651